老けない人は
これを
食べている

糖尿病、アンチエイジング専門医
牧田善二

まえがき

いつまでも若く見られたい。

これは多くの人の願いです。

でも、実際には、年齢よりも若く見える人と、老けて見える人とがいます。

それはなぜなのでしょうか？


私は老化のメカニズムについて30年以上にわたって研究してきました。

最新の研究で、体の老化が、ある共通したメカニズムによって引き起こされていることがわかってきました（これが、「糖化」が引き起こすＡＧＥによるもので、詳しくは本書で説明していきます）。

この本では、どうしたら見た目も体の中も、若く健康でいられるかについて、わかりやすくお伝えしたいと思います。

医学的な研究によって、毎日の食べ物が「老化」の鍵を握っていることも明らかになっています。

何を食べるか？

どう食べるか？

日常生活で、何に気をつけたらよいのか？

このことを知っていれば、何歳からでも人は若返ることができます。

私のクリニックに訪れた患者さんの中でも、60代以上で若返りを果たした人も珍しくありません（134〜135ページでその事例をご紹介します）。

この本は必ずあなたの健康と長寿に役立ちます。

そして10年後、今以上に若々しい体を手に入れてください。

ＡＧＥ牧田クリニック　牧田善二

あなたは若い？　老けている？

「自分は若いほうだ」と思っている方は多いです。でも、本当にそうでしょうか？　あなたの本当の〝老け度〟を知るためのチェックシートを用意しました。

1 □ から揚げ、トンカツなどの揚げ物が好き
2 □ 肉料理はステーキや焼き肉が好き
3 □ 魚料理はお刺身より、焼き魚のほうが好き
4 □ 生野菜を食べることが少ない
5 □ 甘辛い味つけが好き
6 □ 同世代の人よりシワ、シミが多い気がする
7 □ 喫煙者である、または喫煙者だった

8 □ 若い頃はぽっちゃりとしていた
9 □ 若い頃は海水浴などで肌を焼くことが多かった
10 □ 健康診断で糖尿病、血糖値が高めだといわれた
11 □ 外出するときにUVクリームなどはあまりつけない

結果はどうでしたか？

３つ以上当てはまった方は、体の糖化が進行し、老化物質・AGEが体内にたまっている可能性が非常に高いです！　この状態が続くと、数年後にはシミやシワが増えるばかりでなく、がんや糖尿病、認知症などになる危険性も高いです。でも、あきらめないでください。

まずは、「人はなぜ老けるのか」ということの仕組みを知って、本書でおすすめする「老けない食べ方」を取り入れ、生活習慣も見直していきましょう。

何歳からでも、若返ることができるのですよ。

もくじ

2章 いつまでも若くいたければ、これを食べなさい……49

本文デザイン
山本 雅一(スタジオ ギブ)
カバーデザイン
鈴木 大輔(ソウルデザイン)
撮影
松久 幸太郎
栄養アドバイス
大越 郷子(管理栄養士)
イラスト
成瀬 瞳
取材・文
高柳 涼子
構成・編集
倉橋 利江

1章

食べたもので人は老ける。病気になる

老ける元凶は「糖化」だった

「体を老化させるもの」と聞いて真っ先に思い浮かべるものはなんでしょうか？　アンチエイジング医学で、これまで注目されてきたのは「酸化」でした。

酸化とは、ひとことでいうと「サビ」。

体内の「活性酸素」によって細胞が傷つけられ、老朽化していくことです。酸素は私たちが生きていく上で絶対に欠かせないものですが、取り入れた酸素のうちの2～3％が活性酸素に変わり、体に害を与えます。

近年、その酸化とほぼ同時に起き、酸化よりはるかに悪い影響を及ぼすことがわかってきたのが「糖化」です。こちらはひとことでいうと「コゲ」。タンパク質が糖質と結びついて劣化することです。

・酸化→体がサビる
・糖化→体がコゲる

そして、その糖化によって体内で大量に作られるある悪玉物質が、最近のアンチエイジング医学で注目されています。「AGE」という物質です。

初めて聞く人も多いと思います。

恐ろしいことに、このAGEは体の中にどんどんたまり、全身のありとあらゆる場所に老化をはじめとするさまざまな害を引き起こします。

肌のシミやシワなど目に見える場所の老化だけでなく、がんや動脈硬化、骨粗鬆症、アルツハイマー、白内障など、年齢が上がるとともにかかりやすくなる恐ろしい病気も、AGEが大きな原因の一つです。

老化の最大の原因は、酸化ではなく、糖化によってできるAGEなのです。

これこそが、人類最大の敵といえます。

食べ物のこんがりとした焼き色に注意！

糖化によってでき、老化に深く関わっている物質「ＡＧＥ」とは、いったいどんなものなのでしょうか？

「ＡＧＥ」という名前は、英語名の「Advanced Glycation End-Products」から頭文字をとったもので、日本語では少し堅苦しく「終末糖化産物」と訳されます。ブドウ糖などがタンパク質と結合して生まれる物質の最終反応物です。とくに高熱が加わると、ＡＧＥは大量にできます。

終末という日本語からもイメージできるように、一度生まれたＡＧＥが元のタンパク質とブドウ糖に戻ることは決してありません。

このＡＧＥこそが、活性酸素をはるかにしのぐ、老化の元凶なのです。

では、「タンパク質とブドウ糖を同時に加熱」というのはどういうことでしょ

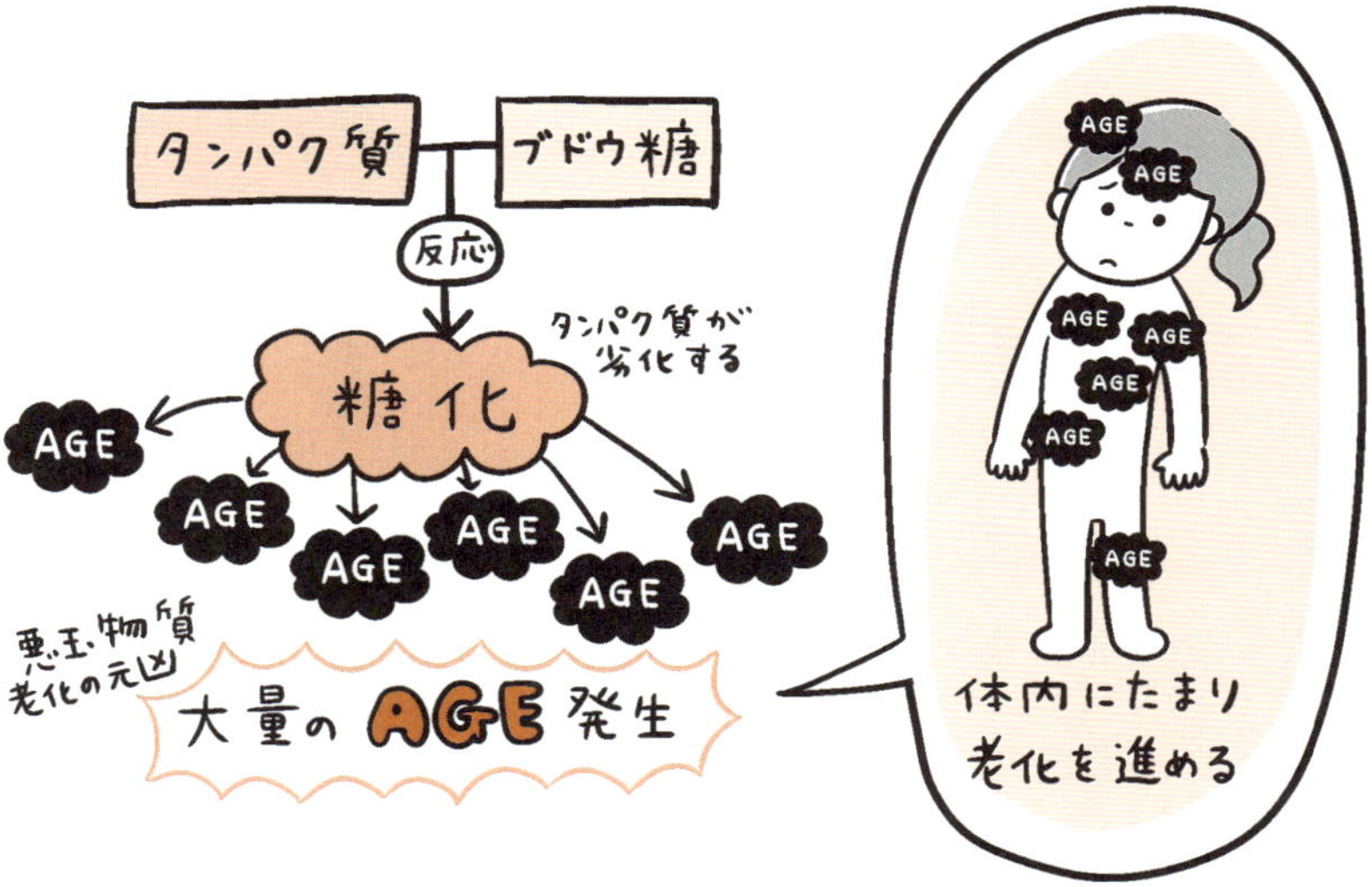

うか？　身近な例として、みなさんが大好きな料理を挙げてみましょう。から揚げ、ステーキ、パンケーキ、トースト、焼きおにぎり、タコ焼き……。

　これらの共通点はいったいなんでしょうか？　どれもおいしそうな焼き色がついていますね。

　このこんがりとした焼き色がつくときに生まれているのが、ＡＧＥなのです。この焼き色は「メイラード反応」と呼ばれます。

　ちなみに、プリンのカラメルソースのようにブドウ糖だけを加熱してもＡＧＥは生まれません。

老化しやすいのは体のどこ?

糖化によってできるＡＧＥは全身のタンパク質にたまって悪影響を及ぼします。しかも、ＡＧＥがたまりやすく、老化しやすい場所というのがあります。それは、肌の土台や関節軟骨を作るコラーゲン線維です。

全身のタンパク質にたまったＡＧＥは、タンパク質が新陳代謝によって入れ替わるときに一緒に消えます。

たとえば、血液の中にあるタンパク質は、数分から長くても数か月で入れ替わります。皮膚の表面は40～50日で総入れ替えされます。そのため、血液や皮膚の表面は、老化の影響が比較的出にくい部分といえます。

一方、新陳代謝のスピードが遅い場所は、ＡＧＥがたまり続け、老化が進みやすい部位なのです。肌の奥の真皮や、血管を作っているコラーゲン線維は、新陳代謝で入れ替わるまでに平均14〜15年かかります。

眼球の水晶体を構成する「クリスタリン」や関節軟骨を作るコラーゲンにいたっては、一生入れ替わりません。

これらの場所は一度進んだＡＧＥ化がもとに戻ることはありません。

つまり、老化しやすい部分なのです。

糖化によるＡＧＥの蓄積が進むと、弾力性や柔軟性を保つ機能が低下したコラーゲン線維が、ずっと体の中に居座り続けることになります。

コラーゲン繊維は全身の骨や臓器、血管などに含まれ、体の中にあるタンパク質全体のおよそ3割を占めているのです。

ＡＧＥ化の進行とその害は全身に及ぶことがおわかりいただけると思います。より具体的な害について、次からご説明します。

肌と髪の「若さ」は何が決める？

いつまでも若々しい外見を保ちたいというのは誰もが願うことですね。外見の若さを左右するのは肌や髪です。

これまでシミやシワ、たるみなどの老化は、紫外線などの外的な要因で起こると考えられてきました。しかし、内的な要因である糖化の進行がいちばん大きな原因となることが最近になってわかってきました。

詳しくご説明する前に、肌の構造を大まかに知っておきましょう。

皮膚は表皮・真皮・皮下組織の3層でできています。肌の老化に関わるのが表皮と真皮です。厚さ0・2㎜ほどの表皮はさらに3つの層に分かれ、いちばん内側で生まれた細胞が新しい表皮を作り、いちばん外側の古い細胞を垢として押し出す……ということを繰り返しています。いわゆるターンオーバーで

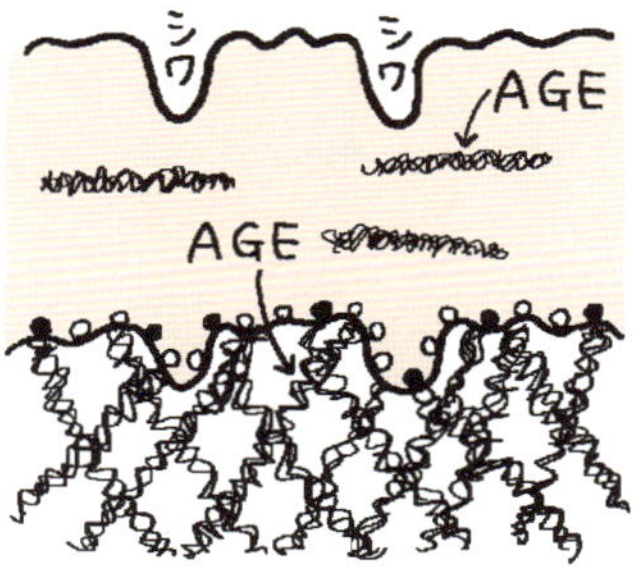

老化した肌

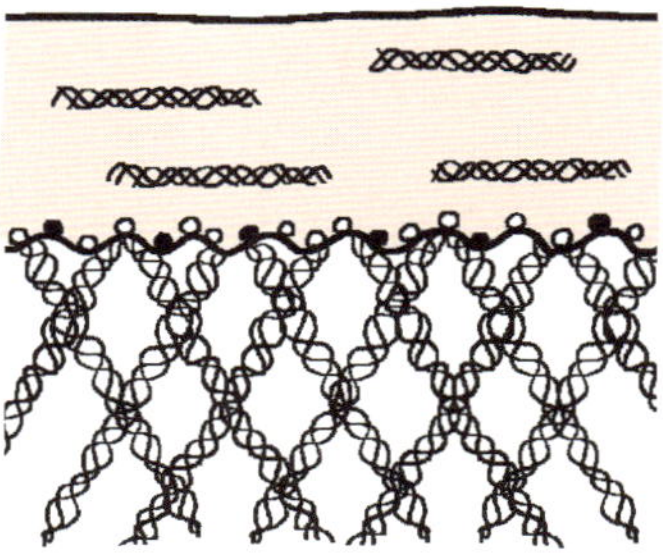
正常な肌

すね。このサイクルは40～50日ということがわかっています。

表皮のすぐ下にある真皮の厚みは通常1～5㎜。表皮の約15～40倍もあります。その約7割を占めているのがコラーゲン線維。肌の弾力を保つカギであると同時に、ＡＧＥ化の影響を受けやすい場所です。

肌の老化を防ぐには、表皮と真皮を糖化の進行から守ることがとても大切です。

理想的な肌は「薄くてすべすべの表皮」と「厚みと弾力性がある真皮」の組み合わせ。

でも、糖化が進むと「厚くてカサカサの表皮」が「薄くなって弾力性を失った真皮」の上にのっている状態になってしまうのです。

肌のくすみは糖化が原因

透き通るような透明感がなくなり、肌が全体的に黄色っぽくくすむ「黄ぐすみ」。たるみやシミ、シワと並んで気がかりな老化のサインです。実はこれも糖化の進行と大いに関係があることがわかっています。

肌のたるみと糖化に因果関係があることについては、２００８年に世界的な化粧品会社であるエスティローダーが研究結果を発表しています。肌のくすみと糖化の関係についても、２００９年に日本のポーラが発表しています。

黄ぐすみの原因は、紫外線を浴びたことによって肌の表面にメラニン色素がたまることと、真皮の細胞の糖化が進むことだと考えられています。パンや肉などのこんがりとした焼き色からもわかるように、ＡＧＥは茶褐色の物質です。

そのため、糖化が進むと肌も黄色っぽくなるのです。

ポーラの研究では、年齢が上がるほど真皮のＡＧＥ蓄積量が増えることがわかっています。つまり、何も対策をしないと年齢とともにＡＧＥがたまっていき、肌はたるみ、黄色くくすんでいく一方なのです。

いくら高価なホワイトニングコスメなどを使っても、糖化そのものの進行を食い止めなければ、肌全体が黄色っぽくくすむ老化は避けられません。

高齢者に多く見られるシミ、いわゆる「老人性色素斑」も糖化の進行が原因です。シミには「ＡＧＥ」が大量に含まれていることがわかっています。

なお、カネボウ化粧品の最新の研究では、表皮にも多くのＡＧＥがたまることがわかりました。これは朗報です。

つまり、40～50日で入れ替わる表皮のケアを正しく行えば、肌のエイジングの一部は食い止められるということです。

詳しくは１２４ページでお話しします。

糖化で骨がもろくなる

高齢の女性に多い「骨粗鬆症」や「変形性関節症」にも、糖化が深く関わっています。というのも骨にも多くのコラーゲンが含まれているためです。

骨と骨粗鬆症について少しご説明しましょう。骨は、重さにして約半分を占めるコラーゲン線維を土台にして、カルシウムやマグネシウムなどのミネラル成分が硬く結晶したものです。このミネラル成分（骨量）が減って、骨がスカスカの状態になり、骨折を起こしやすくなった状態が「骨粗鬆症」です。

では、なぜ骨量が減ってしまうのでしょうか？

これにも、老化物質のＡＧＥが大きく関与しているのです。

コラーゲン線維は3本が結びついて強さと柔軟性を保っています。このコラーゲン線維にAGEがつくと、コラーゲン同士の正常な結びつきが失われ、骨の土台はもろく硬くなり、変形につながります。

また、AGEは骨を作る細胞にもくっついてしまいます。そうすると、骨にカルシウムなどのミネラル成分が沈着しにくくなり、結果、骨は強さを失い、弱くなります。

AGE化は60歳以上の4人に1人が苦しんでいる「変形性関節症」の原因にもなります。

変形性関節症は膝や股関節などの軟骨や組織が変形して慢性的な炎症が続き、痛みが伴う病気です。AGEは慢性的な炎症も引き起こすのです。

関節のコラーゲンが入れ替わるのにかかる時間は117年。

何もしないと生涯にわたってAGE化は進み続ける一方なのです。

血管はどう老いていくか

人間の体は37兆個を超える細胞でできています。その細胞一つひとつに、休むことなく酸素と栄養素を送り届けているのが血液と血管です。

この血管（とくに動脈）が細くなったり、硬くなったり、詰まったりすることが老化の原因です。血管の機能が低下することによって、全身の細胞へのエネルギー供給が滞り、体が老いていくのです。

この血管の老化にもＡＧＥがもっとも大きな影響を与えています。

血管は肌と同じように、コラーゲン線維というタンパク質でできています。さきほどお話ししたように、タンパク質にＡＧＥがたまることで、血管は弾力やハリを失って、もろく、硬くなります。

しかし、怖いのはそれだけではありません。**「動脈硬化」の進行にも、ＡＧＥ**

が深く関わっているのです。

「動脈硬化」とは、心臓から全身に血液を送る動脈の壁が硬くなったり、厚くなったりして、血流が滞る状態のことです。

「血管に悪玉コレステロールがたまると、動脈硬化を引き起こす」という話は、なんとなく聞いたことがあると思います。血管にたまった悪玉コレステロールに結びついて動脈硬化を引き起こすものこそが、ＡＧＥなのです。

悪玉コレステロールとＡＧＥが結びつくと、体に悪いものを排除するマクロファージという細胞に取り込まれて撃退されるのですが、その残骸が動脈の壁に盛り上がるように付着します。壁についた塊は成長して血管の内側をせまくし、ときに血の塊（血栓）となって血管を詰まらせるのです。

つまり、コレステロールの値が高いのが動脈硬化の原因ではなく、ＡＧＥ化したコレステロールがよくないのです。

「白内障」や「認知症」を引き起こす

年をとると視力が低下するのは自然なことですが、かすんで見えたり、ぼやけて見えたり、明るいところでも見えづらくなってきた、光がまぶしくなってきた……ということはないでしょうか。それは白内障の前触れかもしれません。

白内障は45歳以上に増えてくる病気ですが、いちばん多いタイプが「加齢性白内障」。これにも糖化が深く関わっています。

一生の間に一度も入れ替わらないタンパク質があることはすでにお話ししましたが、眼球の水晶体にある「クリスタリン」もその一つです。このクリスタリンは加齢や紫外線の影響などで糖化し、ＡＧＥが増えます。すると、水晶体がにごってしまうのです。

糖化の進行をいかに遅らせるかが、白内障を防ぐ上で大事なのです。

「認知症」の原因にも糖化が関わっています。

認知症の約半分はアルツハイマー病によって起きますが、遺伝性のものは全体のわずか0・1％程度。それ以外は生活習慣の積み重ねによるＡＧＥ化が影響すると考えられています。

少し難しい話になりますが、アルツハイマー病にかかるとタンパク質が細い繊維を作って脳の神経細胞の外側にたまります。それが集まるとシミのように見えることから「老人斑」と呼ばれます。この老人斑にはＡＧＥが大量に含まれています。

また、アルツハイマー病は神経細胞の内側にも2本のらせん状のタンパク質がたまりますが、このタンパク質にＡＧＥが見られたという報告があります。

糖化の関与を示す状況証拠はたくさん出てきているのです。

たとえば、糖尿病の方はとても認知症になりやすく、「糖尿病性認知症」という病名を作ってはどうかといわれています。糖尿病の人は血糖値が高く、ＡＧＥがたくさんできるのが原因だと考えられています。

毎日の食事が人を老けさせる!?

これまで「年をとったら仕方がない」とされていた多くの病気や不調が、糖化によって引き起こされることはおわかりいただけたと思います。

では、糖化が進んでたまるＡＧＥはどこからくるのでしょうか？

毎日少しずつ体の中で化学反応によって生まれていますが、実は食べ物にも含まれているのです。食事をとることでＡＧＥは体にたまっていきます。

食品に含まれるＡＧＥのうち、10％程度は消化のプロセスで分解されずに体内に残ります。消化されなかったＡＧＥは腸から吸収され、全身の至るところにたまっていくのです。

腎臓がしっかり機能している場合は、ＡＧＥのほとんどが尿とともに体の外に出ていきますが、健康な人であっても、最終的には取り込んだ量の０・６〜０・

7％は体内に残ってしまいます。

「気にするのほどの数字ではない」と思われるかもしれませんね。でも、1日3回の食事も1年ではゆうに1000回を超えます。さらに、一度体内にたまったAGEを自力で排泄する手段はほとんどありませんから、文字通り「塵も積もれば山となる」といった状況で、どんどん老化が加速してしまいます。

AGEの量は、食材そのものに含まれている量だけでなく、調理方法や食べるタイミング、食べ合わせによって大きく変わります。

食事がいかに重要か、おわかりいただけたと思います。

正しい知識を持って毎日の食事を工夫している人とそうでない人では、老化の速度は雲泥の差。同じ年齢なのに若々しく元気な人もいればその逆の人がいるのも、毎日の食事が大きな原因の一つなのです。

次からは、**老けないために避けてほしい食べ物をご紹介します。**

老化を進める食べ物ワースト3

食べ物によってＡＧＥの含有量は大きく変わります。まずはＡＧＥを大量に含む食品を避けることが大切です。

絶対に避けたい食べ物ワースト3をご紹介しましょう。

・フランクフルトソーセージ

・ベーコン

・フライドポテト

フランクフルトソーセージやベーコンは焼いたものを朝食によく食べている方も多いと思いますが、実はとんでもない量のＡＧＥを含んでいるのです。

ＡＧＥの量は「ＫＵ」という単位で表します。１日の上限としたいのが７０００ＫＵです。ところが、焼いたフランクフルトソーセージは1万１４３ＫＵ、焼いたベーコンは1万1０００ＫＵ。１日分を軽く超えてしまう量です。

もっとも危険なフライドポテト

3つめに挙げたフライドポテトは、数値こそほかの2つよりも低いものの、人間にとってはいちばん危険ともいえる食べ物です。

なぜでしょうか？　AGEには100以上も種類がありますが、なかでも超悪玉ともいえる「アクリルアミド」を含んでいるからです。アクリルアミドは、国際的ながんの研究機関から、発がん性に関して悪い意味での〝お墨付き〟をもらっている物質で、日本でも本格的な調査が始まっています。

この「アクリルアミド」という物質は、じゃがいもやとうもろこしなど糖質を多く含む食品を高温で加熱すると生まれることがわかっています。なかでもフライドポテトやポテトチップスはケタ違いともいえる量です。

極力食べないようにしましょう。

高温の調理が老化を進める

老化を防ぐために、食材選びと同じかそれ以上に大切なことがあります。それは調理方法です。同じ食材でも、調理の仕方でAGEの量が大きく変わるからです。

もっとも危険なのが、高温で調理することです。揚げる場合の温度は170～200℃、オーブンや窯などで焼く場合は300℃に達することもありますが、このような高温で調理すると、AGEの量は急激に増えてしまうのです。

食材のAGEを増やさないためには、できるだけ生に近い状態で食べることが大切です。加熱しないと食べられない場合も、加熱は「低い温度でさっと」が基本。どんな食材でも加熱される温度や時間が高く、長くなるほど、AGEの量は増えることがわかっているからです。

老化を防ぐ調理法

では、実際には調理法によってＡＧＥの量にどれくらいの差があるのでしょうか？　いくつか例を挙げましょう。

鮭は揚げると生の2・5倍以上、鶏のむね肉は煮ると生の約1・5倍、焼くと約7・5倍、揚げると約10倍に増えます。

同じフライドポテトでも、お店などで高温のフライヤーを使って揚げた場合は自家製の２倍以上の量になります。

調理法は「ゆでる」「蒸す」「煮る」などがおすすめです。水を使う調理は、どんなに高くても１００℃まですみます。

油分と一緒にとったほうが体によい食材もありますが、その場合は油で焼いたり炒めたりしないで、生に近い状態か水を使って加熱したものに、油をまぶしたり和えたりしていただきましょう。

魚はお刺身で、お肉はしゃぶしゃぶで

具体的にはどのようなものを食べたら「老けない」のでしょうか？

生で食べられる食材はなるべく生でいただきます。野菜は新鮮なものを生のままサラダで、豆腐も冷ややっこなどで食べましょう。

魚介類も照り焼きや煮付けは避けて、お刺身やカルパッチョなどを。日本人にとっては魚の生食はおなじみですから、それほど難しくはありませんね。

お肉は生で食べられませんが、加熱の温度や時間を考えて選びます。

たとえば牛肉なら焼き肉やバーベキューではなく、たたきやしゃぶしゃぶ。ステーキが食べたいときは、調理時間が短いレアがおすすめです。豚肉ならトンカツやローストではなくゆで豚。鶏肉ならフライドチキンや焼き鳥ではなく蒸し鶏。こういった考え方で選べば間違いありません。

その味つけは老ける！

次に目を向けてほしいのが、味つけを左右する調味料です。

調味料の中では大豆のタンパク質の糖化が進んでいるしょうゆやみそ、シーザードレッシングなどはＡＧＥが多めですが、通常の量を使う分には問題ありません。ただし、しょうゆにつけて焼いたマグロのＡＧＥは何もつけずに焼いたマグロの６倍近い量。また、砂糖を加える照り焼きのような調理法も、大量のＡＧＥを生み出します。

ドレッシングは作りたてがおすすめですが、新鮮でおいしい野菜や魚介類であれば、わざわざドレッシングを使わなくてもエキストラバージンオリーブオイル、塩、こしょう、レモン汁などでも十分おいしくいただけます。

また、酢やレモンにはＡＧＥを減らす効果があるので、食べるときにかけたり、お肉を焼く前にマリネするなどして、積極的に取り入れましょう。

コンビニの「茶色い食べ物」に注意

糖化がいわゆる「コゲ」だというお話をしましたが、実際に、ＡＧＥは茶褐色をしています。ですから、大ざっぱにいえば、茶色っぽい食べ物は糖化が進んでいると判断できるのです。

コンビニやスーパーの惣菜やお弁当、ファストフードのメニューなども、茶色っぽいものが多いですね。衛生的な理由もあって、濃いめに味をつけ、焼く・揚げるなどの高温調理をしているものが多く、なんとなく「体に悪い」というイメージがありますが、ＡＧＥに関してはその印象で大正解なのです。

発がん性などの危険が多く指摘されるフライドポテトは、ハンバーガーやコーラなどと組み合わせることも多いので、大量のＡＧＥや糖質が体に入ってしまいます。

コーヒーは淹れたてを

最後に、嗜好品にも気をつけましょう。とくに注意してほしいのがコーヒーです。コーヒーは淹れ方や飲み方、タイプによってAGEの量が変動するからです。

もっともおすすめできるのは淹れたてのブラックですが、ミルクを入れるとAGEの量は約4倍、砂糖を入れると約5倍に。また、インスタントコーヒーには淹れたてのブラックの3倍のAGEが含まれます。また、コーヒーメーカーなどでドリップして、そのまま保温している場合は、1時間後には淹れたてのブラックの8倍以上になります。作りおきは避けましょう。

外で飲む場合も、注文してから淹れてくれるお店を選んで楽しみましょう。ファミリーレストランのドリンクバーなどの場合も、1杯ずつ淹れるマシンが備えつけられたお店なら安心です。

老けない食事の大原則

ＡＧＥをまったくとらずに生活することは不可能です。でも、できるだけ体にためないように少し意識するだけで、「若さ」には本当に大きな差が出ます。１日のＡＧＥの摂取量は７０００ＫＵまでが１つの目安です。一度にとりすぎた場合も、数日単位で調整すれば大丈夫です。詳しくは巻末にリストをつけましたが、私たちが日常的によく食べるものについて見ていきましょう。

まずは主食です。

パンケーキ、ワッフルなど、おいしそうな焼き色がついたものほど多くのＡＧＥが含まれています。主食の中でＡＧＥがもっとも少ないのは、ごはんです。１食当たりの平均的な量でごはんとほかの主食を比較すると、トーストなら３倍弱、コーンフレークなら8倍弱、パスタなら約12倍、パンケーキなら約75倍、ワッフルなら約96倍ものＡＧＥをとることになります。

次に、タンパク源である肉・魚介・乳製品・卵についてです。

基本的には魚介類より肉類のほうが多め。肉類は食べるのに加熱する必要があるため、さらに増えます。魚介類を加熱調理した場合でも、肉類に比べるとＡＧＥの量は少なくてすみます。

乳製品ではチーズが要注意。チーズが熟成する長い期間にＡＧＥのもとである糖質とタンパク質が一緒に存在し、反応するからです。牛乳やヨーグルト、カッテージやクリーム、モッツァレラなど、熟成させないチーズなら大丈夫です。

卵はＡＧＥの値が低くてボリュームもあり、おすすめの食品。ただし、目玉焼きはゆで卵の約6倍と、油で加熱すると一気に量が増えてしまうので、ゆで卵やポーチドエッグ、温泉卵などで食べましょう。

野菜や果物は全体にＡＧＥが少なめです。ただ、果物のとりすぎは糖質のとりすぎにつながるので、量には注意しましょう。

若さのヒミツはビタミンB群

いつまでも若く健康でいるためには、食事を通して体内にＡＧＥをため込まないことが重要です。そのための医薬品も世界中で発表されています。でも、実は身近な食材やサプリメントをとるだけでも、十分効果があります。

重要なのは「ビタミンB1」と「ビタミンB6」です。

ビタミンB1は、疲れや肩こりに効くビタミンとしても知られています。このビタミンB1には糖化を抑制したり、ＡＧＥの発生を抑えたりする働きがあります。豚肉・うなぎ・たらこ・ナッツ類に多く含まれますので、毎日の食事でぜひ積極的に食べましょう。

次に、ビタミンB6です。

牛や鶏のレバー・牡蠣・さんま・あさり・にしんなどに多く含まれます。ビタミンB1以上にAGEができるのを強力に防いでくれますので、ビタミンB6は若さを保つのに欠かせない栄養素といえます。

厚生労働省が推奨する摂取量以上の量を毎日少しずつとり続けることで、皮膚や血液の中のAGEが低下したという実験データがあります。

ビタミンB6には肌荒れの改善にも効果があるといわれます。さらにビタミンB1とビタミンB6は強力にAGEを抑えるので、糖尿病合併症の治療薬としても期待されています。

ビタミンB群は水に溶けやすく、余った分は尿として排出され、大量にとっても体内にストックできません。毎日の食事で継続的にとるよう心がけましょう。

また、ビタミンB群は助け合って働くため、B群すべてを含むサプリメントを利用するのもおすすめです。

酸化・糖化と闘うビタミン

「抗酸化物質」とは、体内で酸化を防ぐ物質の総評です。

私たちの体の中では酸化と糖化が同時に進行します。とくに、先に糖化が起きると同時に酸化も進みます。

40歳前後から、体内で酸化を防ぐ能力が低下しますので、食品からも抗酸化物質をとり、働きを補う必要があるのです。

代表的な抗酸化・抗糖化物質が「ビタミン」と「ポリフェノール」です。まずは3つのビタミンからご紹介します。

ビタミンAは牛・豚・鶏のレバーや、いか、卵、バターなどに多く含まれます。にんじんやほうれん草などの緑黄色野菜にも、β-カロテンの形で含まれます。

ビタミンAは、細胞膜に入り込んで活性酸素の攻撃から守るバリアになります。

ただし、とりすぎると害があります。動物性の場合は量に気をつけましょう。植物性のβ-カロテンは体内で必要な分だけビタミンAに変換されるので心配無用です。

ビタミンEも細胞をバリアする脂溶性ビタミンです。ナッツ類や植物油、たらこ、鮎、うなぎ、西洋かぼちゃ、赤ピーマン、アボカドなどに多く含まれます。通常の食事でとりすぎる心配はありませんが、ナッツ類やアボカドはＡＧＥが多い食品。量には注意が必要です。

ビタミンCは、体内の活性酸素と結びついて無害化させるビタミンです。柿やいちご、キウイフルーツなどの果物、ブロッコリーやゴーヤ、ピーマン、芽キャベツなどの野菜、いも類に多く含まれます。水に溶けやすく、たくさんとると使われない分が尿と一緒に出てしまいます。こまめに補給することが大切です。

ポリフェノールのすごさ

美容や健康への効果が注目を集めるポリフェノールにも、強力な若返り効果が期待できます。ポリフェノールとは、植物が作る色素やアクなどの成分の総称で、なんと数千もの種類があります。よく耳にする代表的なものが赤ワインの「プロアントシアニジン」や「レスベラトロール」、ごまの「ゴマリグナン」など。パワフルな抗酸化物質であり、同時に抗糖化物質でもあります。

ポリフェノールが世界的に注目を集めたきっかけは、赤ワインでした。フランス人はバターやクリームなどの動物性脂肪の摂取量が多いにもかかわらず、心臓病での死亡率が低いのです。長い間、このことは謎でしたが、研究の結果、フランス人が好む赤ワインのポリフェノールが、動脈硬化の原因となる悪玉コレステロールの酸化を防ぐことがわかったのです。

もう一つ、日常的な飲み物としておすすめしたいのが緑茶です。緑茶の成分としてよく耳にする「カテキン」も、実はポリフェノールの一種。ＡＧＥを抑える効果が確認されています。

抗酸化作用のほか、殺菌作用、悪玉コレステロールを減らす作用もあります。

さらに最近注目されているのが、チョコレートに含まれる「カカオポリフェノール」です。含有量は赤ワインの10倍で、世界一長生きしたフランス人女性も世界第2位のアメリカ人女性もチョコレートをたくさん食べていました。

また、「α-リポ酸」という成分をご存知ですか。

α-リポ酸は抗酸化作用が高く、ＡＧＥを体にたまりにくくします。実は、私たちの体の細胞一つひとつの中にα-リポ酸は存在していますが、加齢とともに体内で作れる量が減っていくため、外から補う必要があります。

ほうれん草やブロッコリー、にんじん、トマトなどの緑黄色野菜にたくさん含まれています。

ポリフェノールもα-リポ酸も、残念ながら一度にたくさんとっても持続的な効果は期待できません。これらを含む食品を毎日続けてとりましょう。

最新の研究で注目されているのが「カルノシン」という抗酸化物質。筋肉や脳に多く存在し、食品でいうと鶏肉、かつお、まぐろ、うなぎなどに多く含まれています。

渡り鳥が長い距離を飛び続けたり、まぐろがものすごいスピードで泳ぎ回れるのも、カルノシンのパワーのおかげ。活性酸素を抑えて疲労感を改善してくれるからです。このカルノシンには同時に優れた抗ＡＧＥ作用もあり、糖化したタンパク質が蓄積する前に分解、排泄されるように働きかけてくれます。

肌のシワ・シミを防ぐのにとても有効です。

糖質をとらなくても生きられる

老化を防ぐために気をつけたいことの一つが「糖質のとりすぎ」です。

血糖値が高い状態が続くと、血液中のタンパク質が次々に糖と結びついてAGEが発生するからです。

それではどの程度、糖質を制限すればいいのでしょうか。実際にそこまでする必要はありませんが、結論からいえば糖質をとらなくても問題ありません。

3大栄養素のうち、脂質とタンパク質は体の中で合成できないため、必ず食べ物から取り入れる必要があります。人間の体には糖質をため込み、必要な量をいつでも供給できる仕組みが備わっているのです。

狩猟や木の実の採集などで暮らしていた頃からの仕組みですから、1日に何度も主食をとる現代では明らかに糖質の過剰摂取なのです。

「甘くない」糖質にも注意

現代人の食生活で糖質をわざわざとる必要がないことはおわかりいただけたと思います。具体的には、どのように制限したらよいのでしょうか。

まず控えたいのが、和菓子や洋菓子、清涼飲料水などに含まれる「ブドウ糖」「砂糖」、バナナなどの果物にたっぷり含まれる「果糖」です。

これらは「単純糖質」と呼ばれ、体に入るとすぐに吸収されて血糖値を一気に上げます。とくに、清涼飲料水はゴクゴク飲めるので、大量の糖質が一気に体に入ってしまいます。果糖はほかの単純糖質と代謝の仕組みが異なり、AGEを発生させる働きがブドウ糖の何倍もあることがわかっています。

果物は優秀なビタミン源ですが、生の状態で適量をとるのが正解。

濃縮還元のフルーツジュースや果汁とミックスされた野菜ジュースなどは飲

みすぎないよう心がけましょう。

食事でも、煮物や照り焼きなど、砂糖を多く使うおかずには要注意です。


続いて制限したいのが「甘くない糖質」。

穀物やいも類に含まれる「でんぷん」を代表とする糖質で、「複合糖質」と呼ばれます。主食に多く含まれ、日常的にたくさんとりがちです。単純糖質ほどではないものの、消化吸収は早く、食べて15分以内には血糖値が上がり始めます。


丼物やうどん、カレーなどの単品メニューを避けて、主食やいも類のおかずの量を控えましょう。とくにラーメン&ライス、そば&ミニ丼など、糖質の多いメニュー同士がセットになったメニューはNGです。

また、カレーやシチューのルウ、ワンタンや餃子の皮、クレープ、ビーフンや生春巻きの皮などは、小麦粉や米粉が原料。かに玉や八宝菜などにとろみをつける片栗粉もでんぷんでできています。

column 1

AGEはがんとその転移にも関係している

日本人の２人に１人がかかるという病気「がん」。今や身近な存在となったこの病気の発生や進行にも、AGEは深く関わっています。

AGEが体じゅうのタンパク質にたまっていくことはすでに何度もお話ししていますが、細胞レベルにも影響することがわかっています。私たちの体の中では毎日、１兆個ほどの細胞が死んで新たな細胞が生まれています。そして新しい細胞は、DNAに書き込まれた遺伝情報をもとに作られます。DNAにAGEがたまっていくと、このDNAの修復や複製などに悪影響が出るため、いわゆる“コピーエラー”が起こります。これによってがん細胞が生まれるのです。

AGEはがんの転移にも関係しています。転移とは、がん細胞が血液やリンパ液とともに移動して新たにがんを生じさせることです。

がん細胞は「間質」という物質でまわりを取り囲まれています。この間質には、がんの増殖や転移を抑えたり、逆に進めたりする働きがあります。AGEががん細胞と結びつくと、この間質にシグナルが送られ、転移しやすくなることがわかっています。

2章

いつまでも
若くいたければ、
これを食べなさい

赤ワイン・白ワイン Ⅰ

古代から伝わる「呑む治療薬」

世界最古ともいわれる歴史を持ち、「1日1杯の赤ワインは寿命を延ばす」という言い伝えもあるワイン。後代にも大きな影響を与えた〝古代ギリシャ最高の医師〟ヒポクラテスは、婦人病などの治療にワインを飲ませていたという記録もあります。

赤ワインの特徴は、なんといっても抗酸化作用の強いポリフェノールがたっぷり含まれていること。プロアントシアニジン、レスベラトロール、ケルセチン、カテキンなどのポリフェノールは、動脈硬化やがん、認知症の予防効果を持っています。

白ワインは、悪玉菌をやっつけて腸内環境を整える酒石酸やリンゴ酸などの有機酸をふんだんに含み、大腸がんを予防する効果が期待できます。利尿作用のあるカリウムも含むため、むくみ防止のほか、やせる効果があると報告もされています。

赤にも白にも抗糖化・抗酸化成分が豊富に含まれ、AGEを減らすことが期待できます。飲むだけで、老けない体が手に入るでしょう。

ここがすごい!

赤・白ともに糖化も酸化も抑える

抗酸化　抗糖化　がん予防

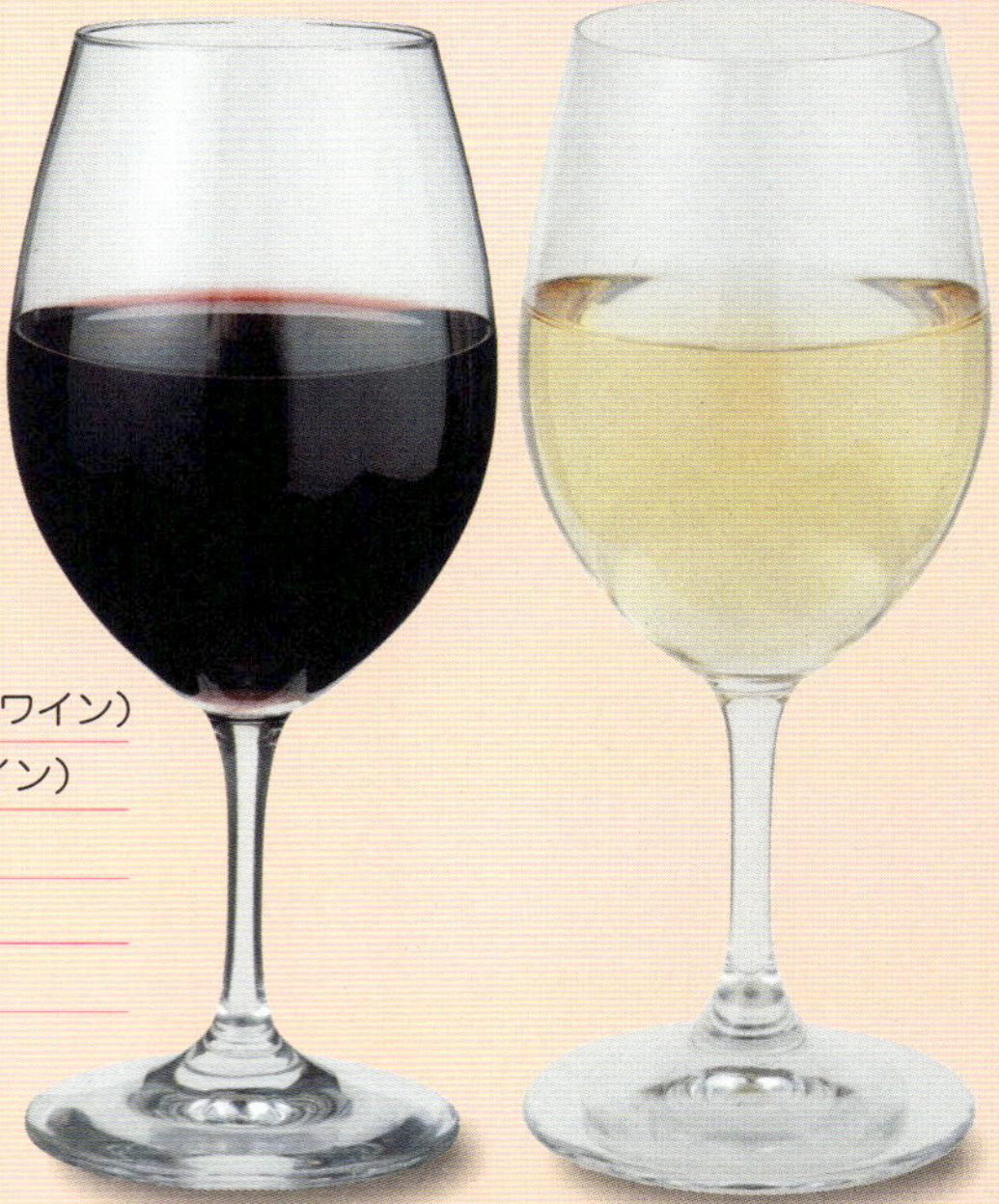

おもな有効成分

- プロアントシアニジン（赤ワイン）
- レスベラトロール（赤ワイン）
- ケルセチン（赤ワイン）
- カテキン（赤ワイン）
- 有機酸（白ワイン）
- カリウム（赤ワイン）

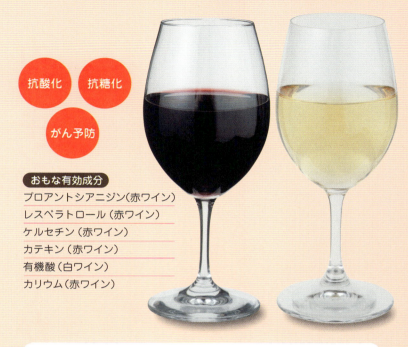

こう食べるのが大事！

少量ですが糖質を含むので、甘口より辛口がおすすめ。グラス１～２杯の適量を守りましょう。同じくらいの量の水と一緒に飲むと、翌日に体にアルコールを残すことなく、アンチエイジング効果を取り込めます。なお、効果と値段は無関係。安いワインでもOKです。

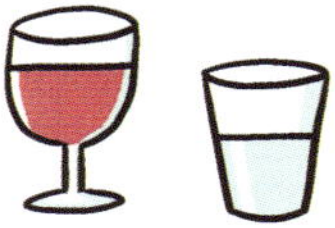

緑茶・紅茶 2

カテキンパワーでがんを予防

「朝茶は七里帰っても飲め」ということわざをご存知ですか？　「朝に飲むお茶は体によいから、忘れて外出してしまったら七里の距離まで離れても戻ってお茶を飲むべき」という意味です。それほど、栄養素たっぷりの飲み物なのです。

緑茶のいちばんの特徴は、ポリフェノールの一種であるカテキンがたっぷり含まれていること。カテキンは殺菌作用や悪玉コレステロールを減らす、がんを防ぐなどの効果があるほか、AGEができるのを90％以上抑える効果も確認されています。また、高い抗酸化作用を持つビタミンA、C、Eもすべて含まれています。

同じ茶葉からできている紅茶にもカテキンと同じような働きを持つ、紅茶ポリフェノールがたっぷり含まれ、コラーゲンの糖化を防ぎます。また、抗糖化作用を持つどくだみ茶や甜茶、抗酸化作用が高いルイボスティーなどの健康茶にも注目です。これらはカフェインを含まないので、夜に飲むのにとくにおすすめです。

ここが
すごい!

老化に勝つ 栄養素の宝庫

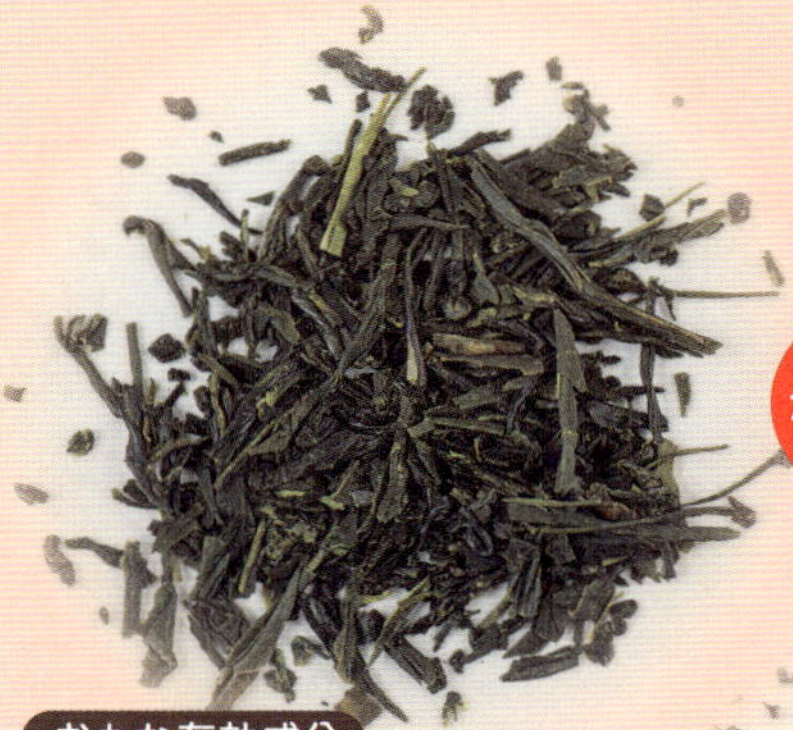

抗酸化　抗糖化

がん予防　血管しなやか　殺菌

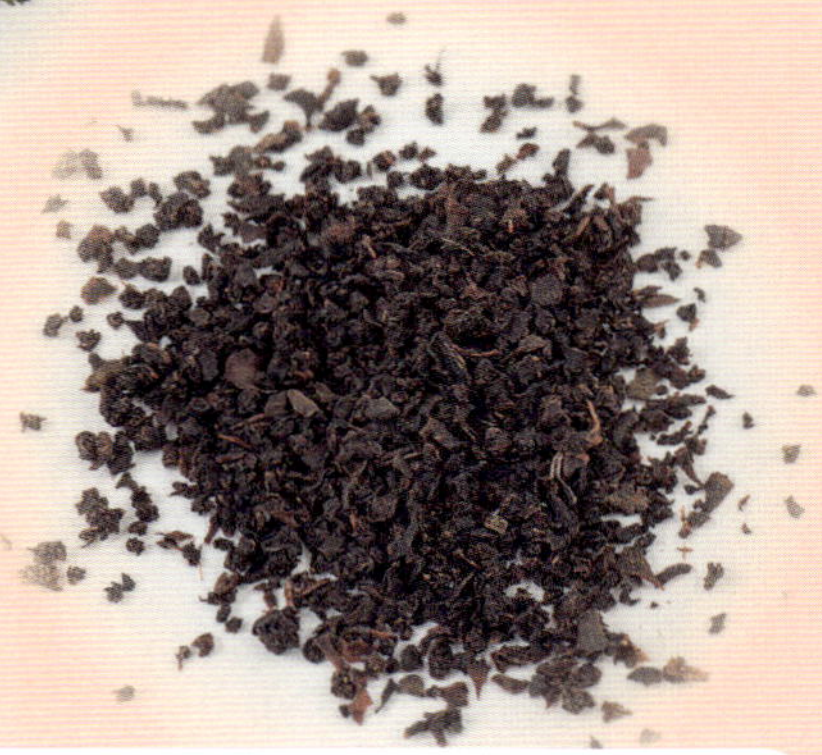

おもな有効成分

- ビタミンA（緑茶）
- ビタミンC（緑茶）
- ビタミンE（緑茶）
- カテキン（緑茶）
- テアニン（緑茶）
- フラボノイド（緑茶）
- 紅茶ポリフェノール（紅茶）

こう食べるのが大事！

緑茶に多く含まれるカテキンは、茶葉にお湯を注いで普通に淹れるよりも粉末をそのまま飲んだほうが、より多く摂取できます。ビタミンB_1、B_6が豊富な豆乳と組み合わせれば、最強のアンチエイジングドリンクに。

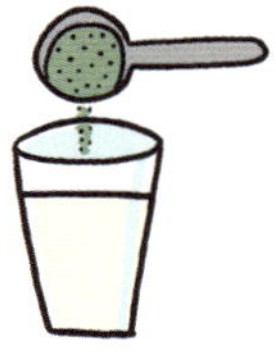

●最強の組み合わせ＝豆乳

（豆乳200mlに大さじ1の粉緑茶を混ぜる）

ごま

3

肝臓を若返らせる！

ごまは、古くから万病を防ぐ効果が知られていた香辛料の一種です。古代インドでは不老長寿の薬として珍重され、古代アラビアやヨーロッパでは1粒にラクダ1頭の価値があったとか。

とくに注目したいのが、ごまだけに含まれるゴマリグナン。聞き慣れないかもしれませんが、サプリメントなどで有名なセサミンなどを含む抗酸化物質の総称です。活性酸素が作られやすい肝臓まで届くのは、数ある抗酸化物質の中でゴマリグナンだけ。アンチエイジング効果に加えて肝機能を回復する効果も明らかになっています。

豊富に含まれるビタミンB1は、体内での糖化を抑え、AGEによる老化の害を防ぎます。それ以外にもビタミンE、食物繊維、不飽和脂肪酸、肉や魚並みの含有量を誇るタンパク質、鉄分、カルシウムなど、驚くほど多くの栄養成分が、小さな粒にバランスよくギュッと詰まっています。

ここがすごい！

肝臓まで届く唯一の抗酸化物質

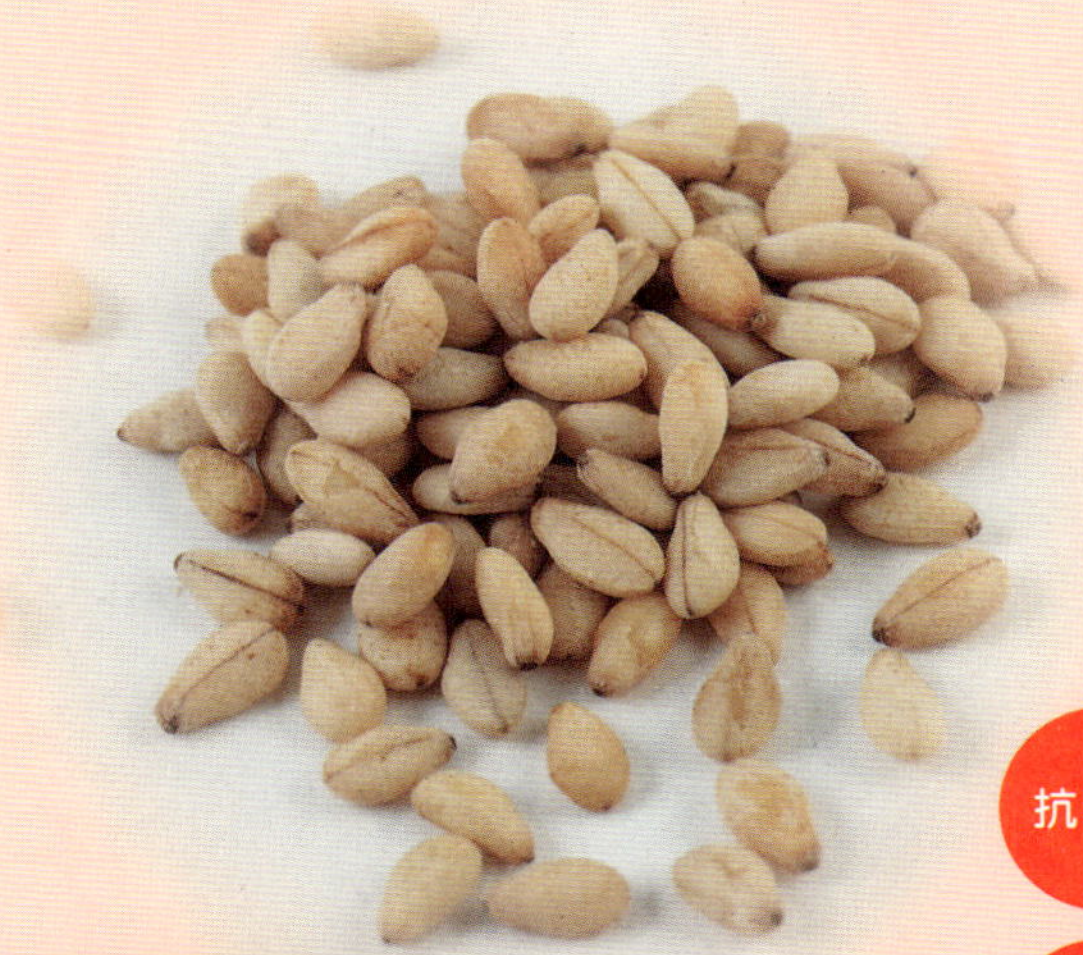

抗酸化　抗糖化　美肌　肝機能アップ

おもな有効成分

ゴマリグナン（セサミン）	ビタミン B1
カルシウム	ビタミン E
鉄分	アントシアニン（黒ごま）
食物繊維	セレン（黒ごま）

こう食べるのが大事！

皮がとても固くて消化が悪いので、炒りごまのように加熱して食べましょう。切りごま、すりごま、練りごまにすればさらに吸収率がアップ。黒ごまだけに含まれるアンチエイジング成分もあるので、どちらか選ぶなら黒ごまがおすすめです。

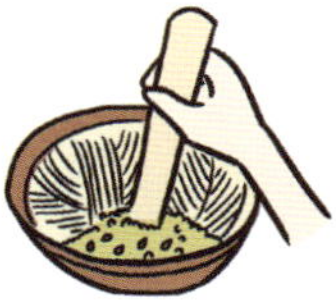

●最強の組み合わせ＝ブロッコリー

ハーブ・スパイス類 4

黄金のアンチエイジングパワー

中世ヨーロッパでは金と交換されるほど珍重された香辛料。独特の香りや辛味を持ち、茎・葉・花を使う場合を「ハーブ」、それ以外を「スパイス」と呼びます。

独特の風味はポリフェノールによるものが多いため、ハーブとスパイスは全般的に抗酸化物質やミネラルがたっぷり含まれるアンチエイジングの優秀食材です。なかでも糖化を強力に防いでくれるのが、シナモン、クミン、黒こしょう、バジル。糖化によるAGEの発生を阻止する確率を測定した海外の研究がありますが、この4つはいずれも、別に挙げたしょうが、ごま、にんにく、柑橘類、りんご、緑茶などと並んでベスト10に入っています。

シナモンには血管を強くする働きや血行促進、美肌・美髪効果があります。クミンにはデトックス効果、黒こしょうにはがんや動脈硬化予防効果、バジルには美肌効果など、それぞれにうれしい効果が満載です。

ここがすごい!

糖化や酸化を抑える力がバツグン

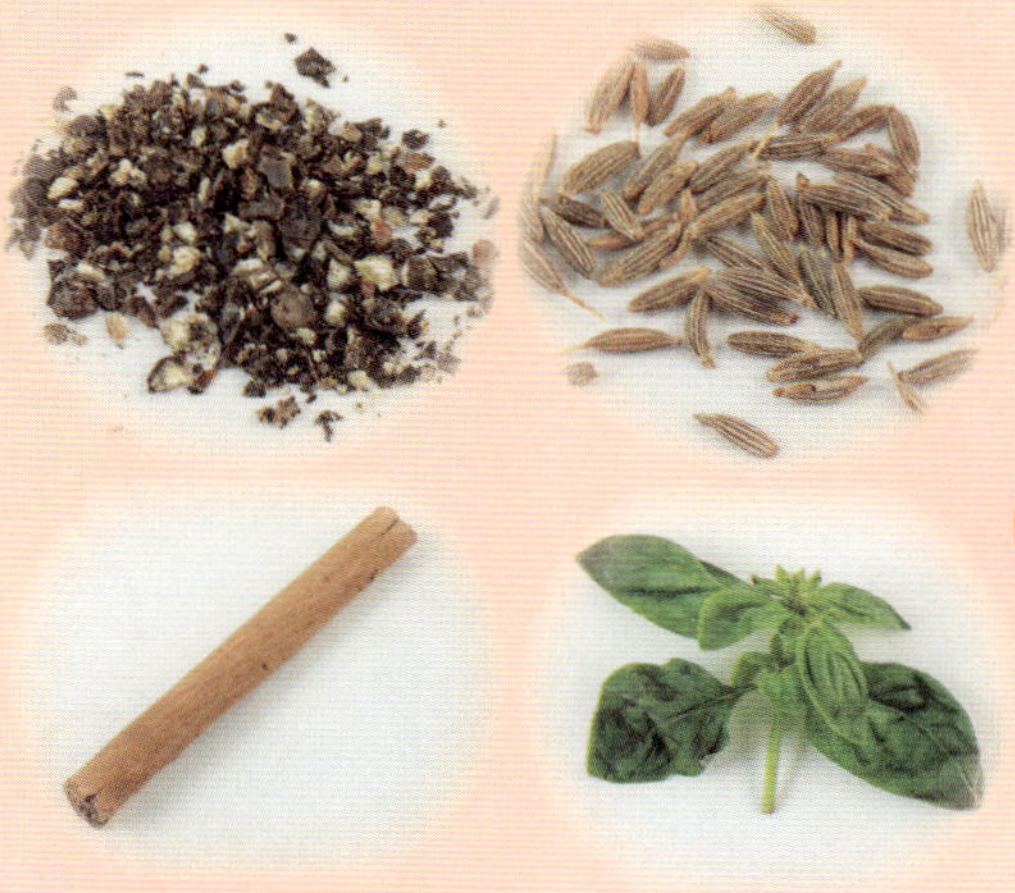

殺菌

抗酸化　抗糖化

おもな有効成分

ビタミンA（シナモン・クミン）

ビタミンB_2、B_3、B_6（シナモン・クミン）

ビタミンC（シナモン・クミン）

ビタミンE
（シナモン・クミン・黒こしょう・バジル）

ピペリン（黒こしょう）

オイゲノール（黒こしょう）

β-カロテン（バジル）

ゼアキサンチン（バジル）

こう食べるのが大事！

カモミールやミントなどは、ハーブティーとして取り入れるのもおすすめです。ただし、たとえばシナモンのとりすぎが肝障害につながるなど、注意が必要なものも。食事の場合はそれほど心配いりませんが、サプリメントの場合は成分量が多いので気をつけましょう。

40歳からの健康と美を作る

とりすぎると太るという誤解から脂肪の摂取を控える人もいますが、40歳を過ぎたら良質な油はむしろ積極的にとりたいもの。美容と健康に関しては万能選手といえるのがオリーブオイルです。世界的な産地であるイタリアやスペインでは、「毎朝スプーン1杯のオリーブオイルが健康を作る」ということわざも残っているほどです。

とくに新鮮なエキストラバージンオイルがおすすめ。オリーブオイルの主成分であるオレイン酸やポリフェノールの一種であるヒドロキシチロソールは、抗酸化、抗炎症、悪玉コレステロールを減らす作用を持ち、動脈硬化を防ぎます。皮膚の細胞膜をしなやかに保つ効果もあるため、肌は柔らかくつややかに。また、腸の働きを活発にしてくれるので、ダイエット効果もあります。

亜麻仁油、えごま油、しそ油もおすすめです。この3つはいずれも現代人に不足しているα-リノレン酸を多く含み、ダイエット効果や美肌効果があります。

ここがすごい!

腸の働きを活発にする効果も

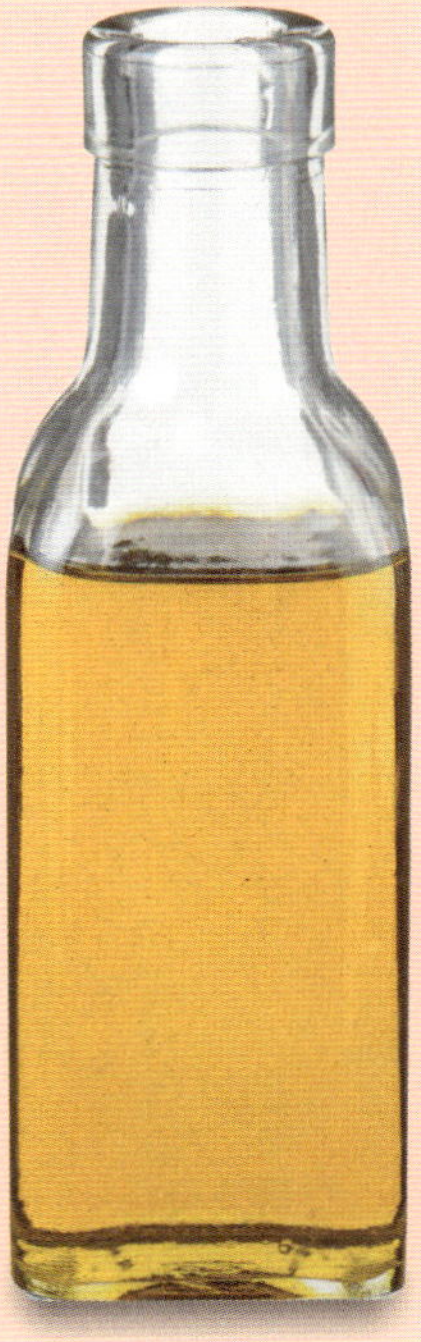

抗炎症

代謝アップ

抗酸化

血液サラサラ

おもな有効成分

- オレイン酸
- α－リノレン酸
- ヒドロキシチロソール
- ビタミンE

こう食べるのが大事!

どの食材も高温で加熱すると糖化が進むので、油で焼く、炒めるなどの調理法は避けて生の野菜や魚にかけて食べる、ゆでたものを和えるなどの食べ方でとりましょう。毎日おちょこ１杯程度、そのまま飲んでも。

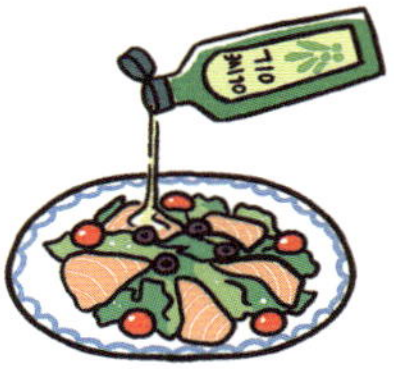

●最強の組み合わせ＝トマト

高カカオ成分のチョコレート 6

皇帝が崇《あが》めたカカオの魅力

チョコレートの原料であるカカオ豆は、紀元前2000年の昔から中央アメリカやメキシコ南部で栽培されていた作物。アステカの皇帝が、つぶしたものを毎日飲んでいたとも伝えられています。カカオの特徴は、なんといってもカカオポリフェノールやカテキンなどのポリフェノールがたっぷり含まれている点です。これらのポリフェノールには高い抗酸化・抗炎症作用があり、動脈硬化やがんを防いでくれます。苦み成分であるテオブロミンは、毛細血管の血流をよくして冷えやむくみなどを改善します。チョコレートにはビタミンEやナイアシン、カルシウム、マグネシウム、亜鉛、リンなどのミネラル類や食物繊維も豊富に含まれ、体の調子を整えてくれます。

ただし、こうしたアンチエイジング効果は、糖分や乳製品がたっぷり含まれたチョコレートではなく、カカオ分が高いチョコレートでこそ得られるもの。買うときにはカカオ分70％以上を一つの目安に選ぶとよいでしょう。

ここがすごい!

ポリフェノールが動脈硬化・がんを防ぐ

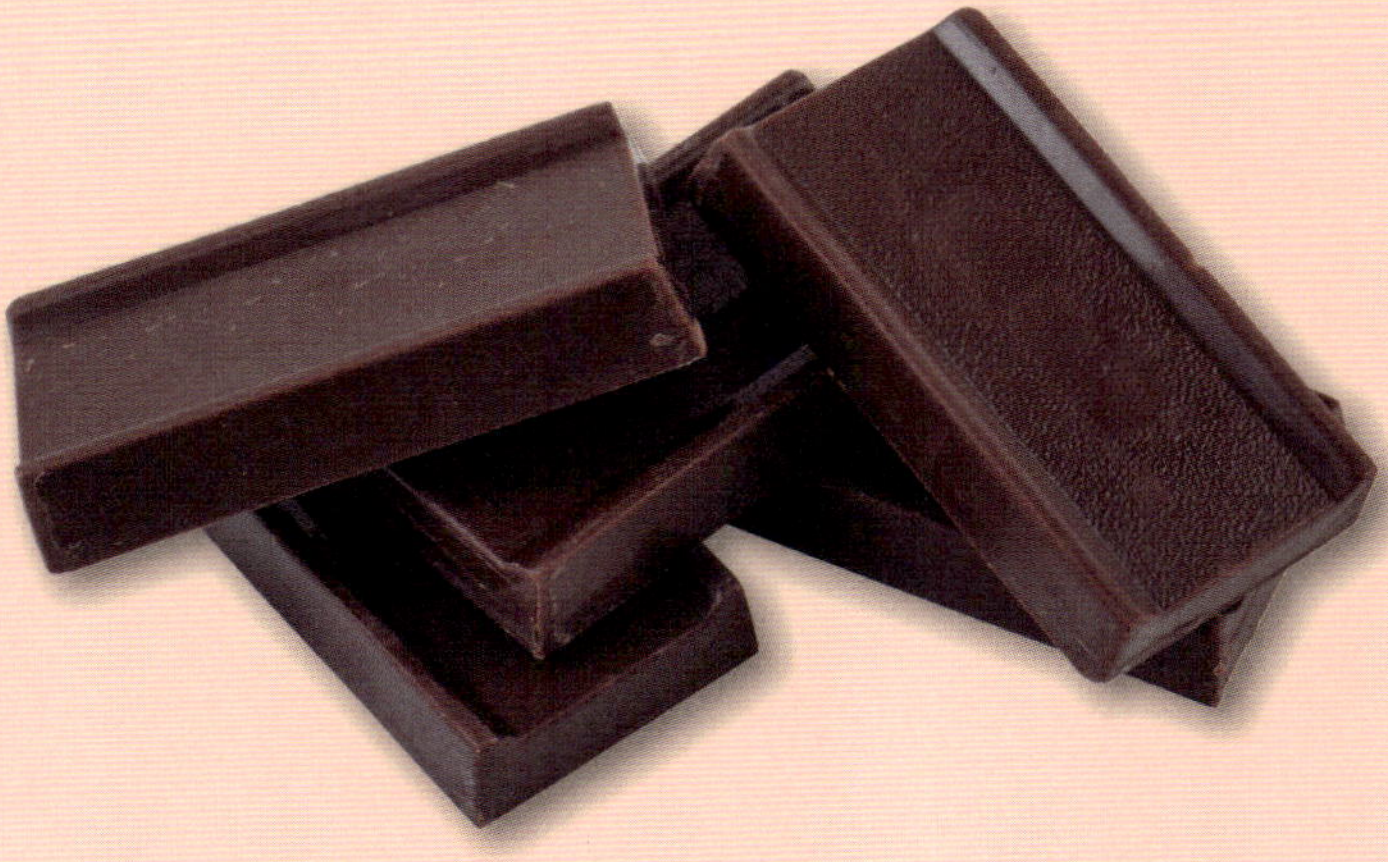

おもな有効成分

カカオポリフェノール
テオブロミン
エピカテキン
ミネラル類

抗酸化　抗炎症　代謝アップ　骨粗鬆症予防

こう食べるのが大事!

高いアンチエイジング効果を持つチョコレートですが、食べすぎは禁物。1日30～50g程度を目安にしましょう。脳を活性化する効果もあるので、おやつや仕事の合間の休憩のお供として、1かけらずつ食べるのがおすすめです。

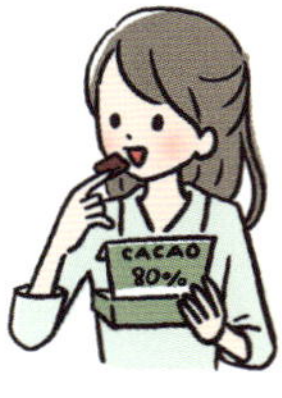

しょうが 7

内臓から温め、免疫力を上げる

香辛料の一種で、高い殺菌作用があります。「冬の大根、夏のしょうがで医者いらず」という言い伝えもあるように、薬としても使われてきましたが、アンチエイジング食材としても優秀です。

体を温める食材として知られますが、実は生と加熱した状態とではそれぞれ異なるメリットがあります。生のしょうがの主な成分は英語名「ジンジャー」の由来になったジンゲロール。血行をよくするほか、免疫力を高めたり、酸化を抑える作用などがあります。

アンチエイジング効果が高いのは、加熱・乾燥した状態で増加する成分、ショウガオールやジンゲロン。抗糖化作用は食品ではトップクラスです。どちらも生と同じ血行促進・免疫力アップ・抗酸化作用に加えて、便秘解消、コレステロール値の低下、脂肪の燃焼を助けるダイエット効果、内臓を内側から温める効果などが期待できます。

ここがすごい!

食品トップクラスの抗糖化作用

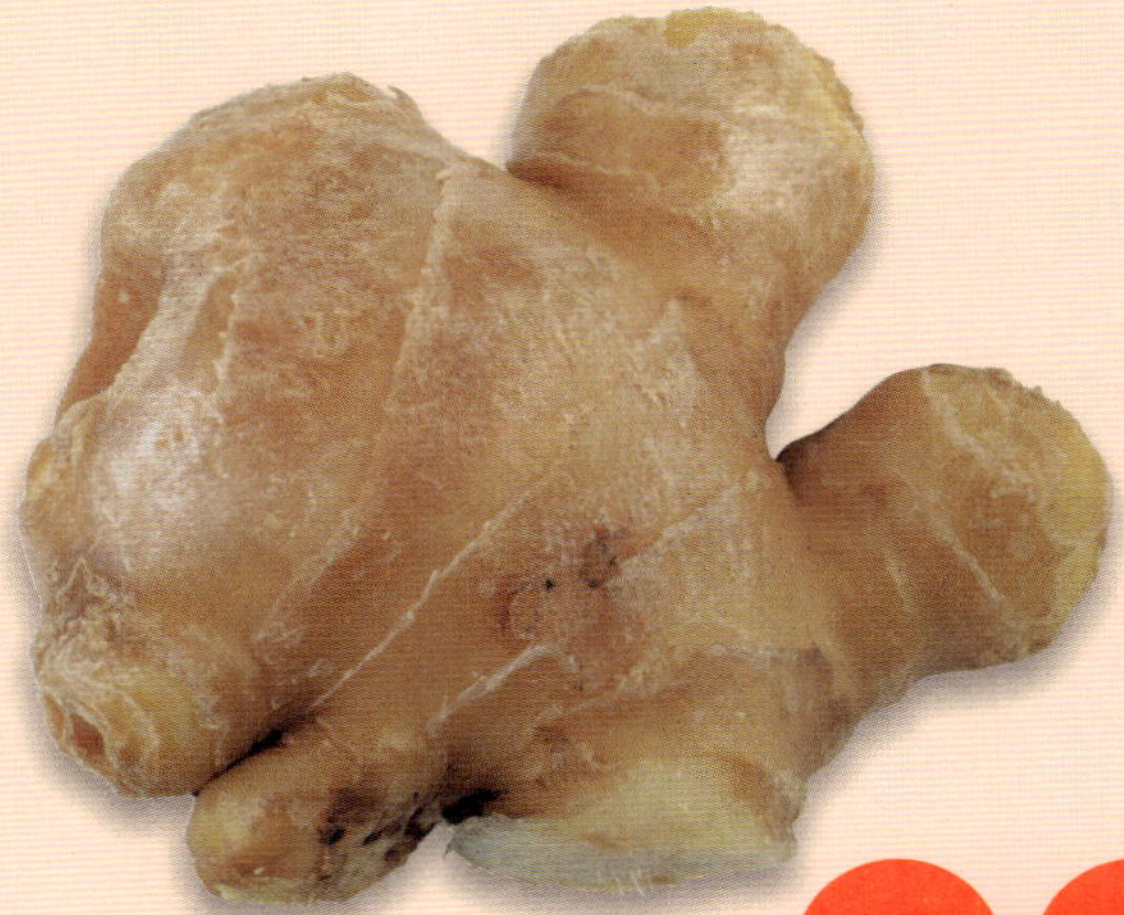

おもな有効成分

ショウガオール(ジンゲロール)

ジンゲロン

カリウム

マグネシウム

抗糖化　抗酸化

殺菌　血行促進　便秘解消

こう食べるのが大事!

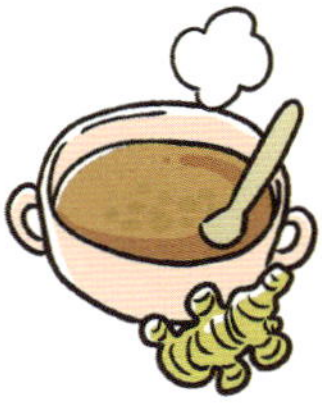

アンチエイジング効果を高めるには、加熱・乾燥した状態で食べましょう。ただし、高温で加熱し続けると別の成分に変わってしまうため、100度以下の調理がおすすめ。しょうが湯やしょうが紅茶、蒸ししょうが、スープなどでいただきましょう。

臭《にお》い成分が老化・がんを封じる

にんにくは、スタミナやパワーの源になるだけでなく、アンチエイジング面でも驚くべき力を秘めています。

独特の臭《にお》いのもとでもあるのがアリシンという成分。切ったり刻んだりされて細胞が壊れることで発生する物質です。高い抗酸化作用で細胞の老化を防ぎます。疲労回復や体内の悪い菌やウイルスを撃退する効果のほか、動脈硬化を防いで血液をサラサラにする効果もあります。さらに、発がん性物質を取り除く作用もあります。

また、ビタミンB1と組み合わせることでパワーを発揮するのも、アリシンの大きな特徴。糖質や脂質の代謝を助けるビタミンB1を体内に効率よく吸収させることで、糖化を抑え、AGEによる老化を防いでくれます。ビタミンB1を多く含む豚肉やきな粉、大豆食品、うなぎ、ごまなどを一緒にとるのがおすすめです。

にんにく自体もビタミンB1を含むため、単体でも効果はあります。

ここがすごい!

発がん物質やウイルスと闘う

抗糖化

殺菌

抗酸化

血管しなやか

血液サラサラ

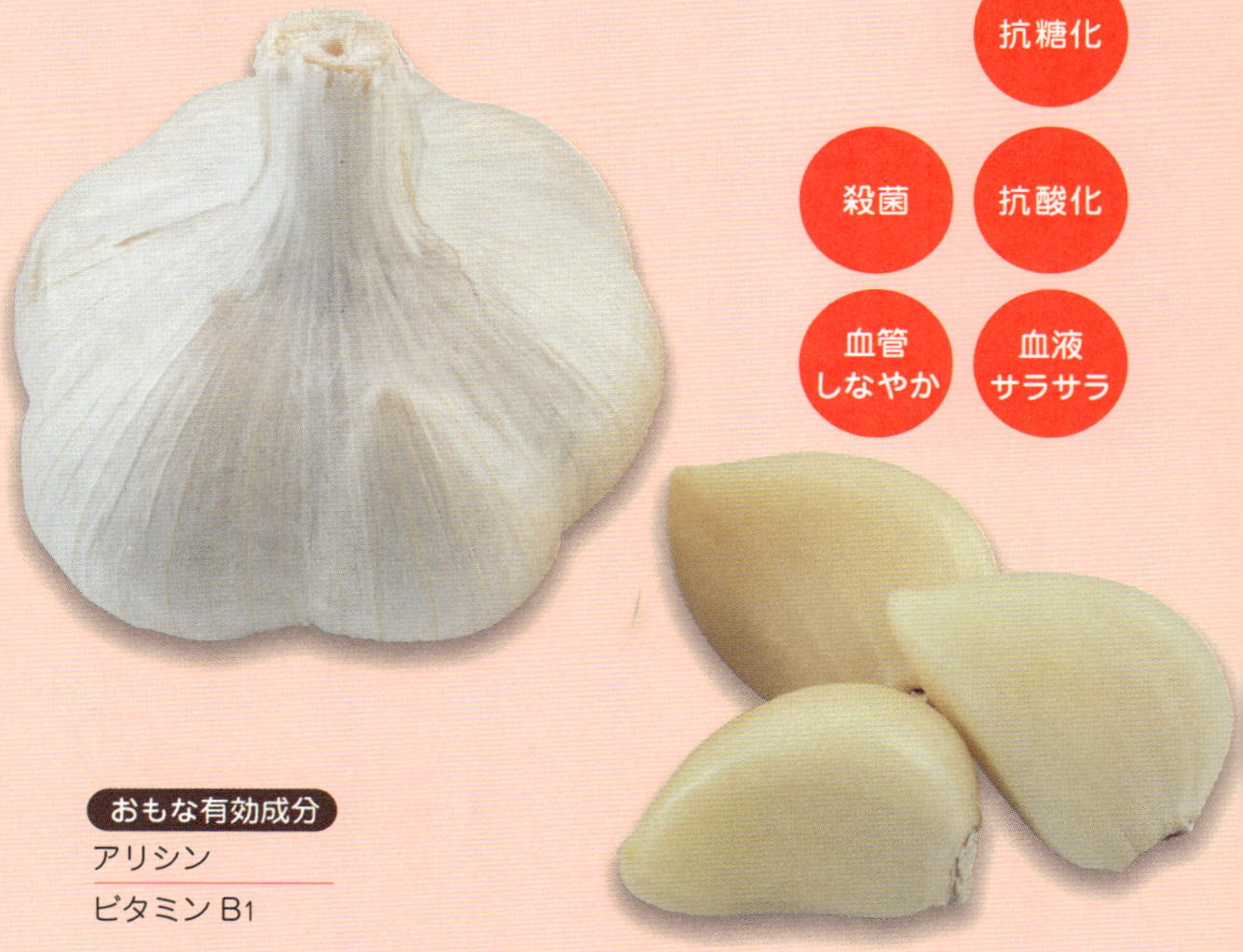

おもな有効成分

アリシン

ビタミン B_1

こう食べるのが大事!

アリシンは熱に弱いのが難点ですが、油を使う調理法なら加熱しても有効な成分をキープできます。網で焼く、ゆでる、煮るなどではなく、生のまま薬味などで使うか、炒め物やオイル焼きなどでいただきましょう。

●最強の組み合わせ＝豚肉、大豆製品

長ねぎ・玉ねぎ 9

血液サラサラのスーパー食材

強力な殺菌作用を持ち、抗生物質がない時代には薬として使われたこともあるという長ねぎ・玉ねぎ。この殺菌作用の源は、にんにくにも含まれているアリシンです。玉ねぎ・長ねぎにもにんにくと同じような抗酸化作用や血液サラサラ効果、疲労回復効果などがあります。

また、アリシンはビタミンB1が体内で持続的に働くのを助けてくれます。ビタミンB1を多く含む豚肉やきな粉、大豆食品などを一緒にとることで、AGEによる老化の害を防げると考えられます。アンチエイジング面でも優れた食材です。

長ねぎの葉の部分には、免疫力をアップして風邪などを防ぐビタミンC、目や皮膚、粘膜などの健康を保ってくれるβ‐カロテン（ビタミンA）が豊富です。ビタミンの中でもトップクラスの抗酸化作用を持つ「ビタミンACE」のうち2つが含まれ、体がサビつくのを強力に防いでくれます。

ここがすごい!

+ビタミンB1で抗酸化力アップ

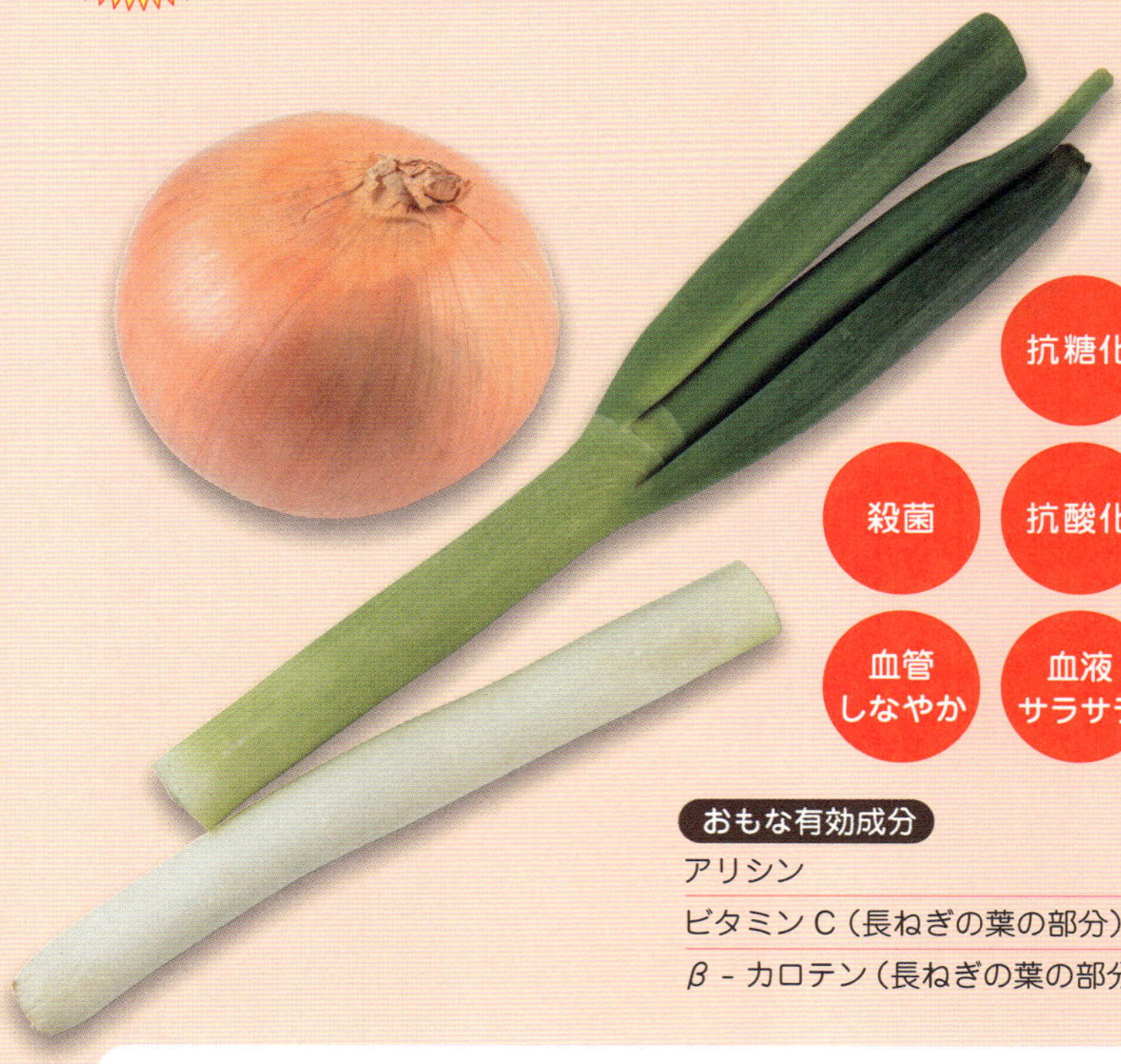

抗糖化

殺菌

抗酸化

血管しなやか

血液サラサラ

おもな有効成分

アリシン

ビタミンC（長ねぎの葉の部分）

β-カロテン（長ねぎの葉の部分）

こう食べるのが大事！

ビタミンCやβ-カロテンが多く含まれる葉の部分は、捨てずに活用を。ほとんどが葉である青ねぎを食べるのもおすすめです。なお、アリシンのもとである硫化アリルは揮発しやすい成分なので、食べる直前に切りましょう。

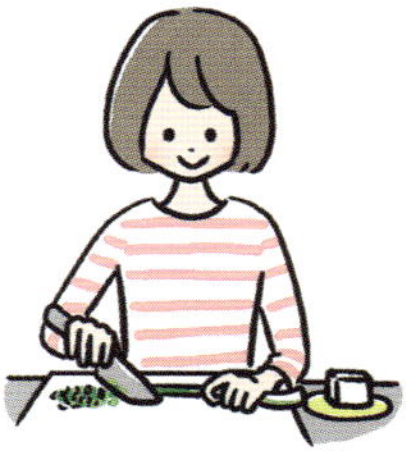

●最強の組み合わせ＝豚肉、大豆製品

ほうれん草 10

若さを支える栄養素がぎっしり

昔から「貧血にはほうれん草」などといわれるほど、鉄分が豊富なほうれん草。それ以外にも多くの栄養素を含み、健康や老化予防には欠かせない食材です。

アンチエイジング面での魅力は、粘膜や肌を守り、がんを予防するなどの抗酸化作用を持つビタミンAやCをたっぷり含むこと。ビタミンAは100g(1/2束ほど)で1日に必要な量の4割をまかなえてしまうほど、豊富に含まれています。

もう一つ注目したい成分がα-リポ酸。抗糖化作用が強く、AGEが体のあちこちに蓄積するのを防ぐ働きがあります。また、ビタミンCの400倍ともいわれる抗酸化作用を持ち、全身の細胞に入り込んで酸化を防いでくれる心強い成分です。

なお、ビタミンA・Eが豊富なモロヘイヤ、春菊、小松菜や、ビタミンCが豊富な菜の花、ニラなど、青菜はどれも抗酸化作用が高く、アンチエイジングの立役者です。食物繊維が豊富でダイエット効果もあるので、毎日の食事で必ずとりましょう。

ここがすごい!

α-リポ酸で細胞から蘇る

おもな有効成分

- α-リポ酸
- ビタミンA
- ビタミンC
- カリウム
- 食物繊維
- 鉄分

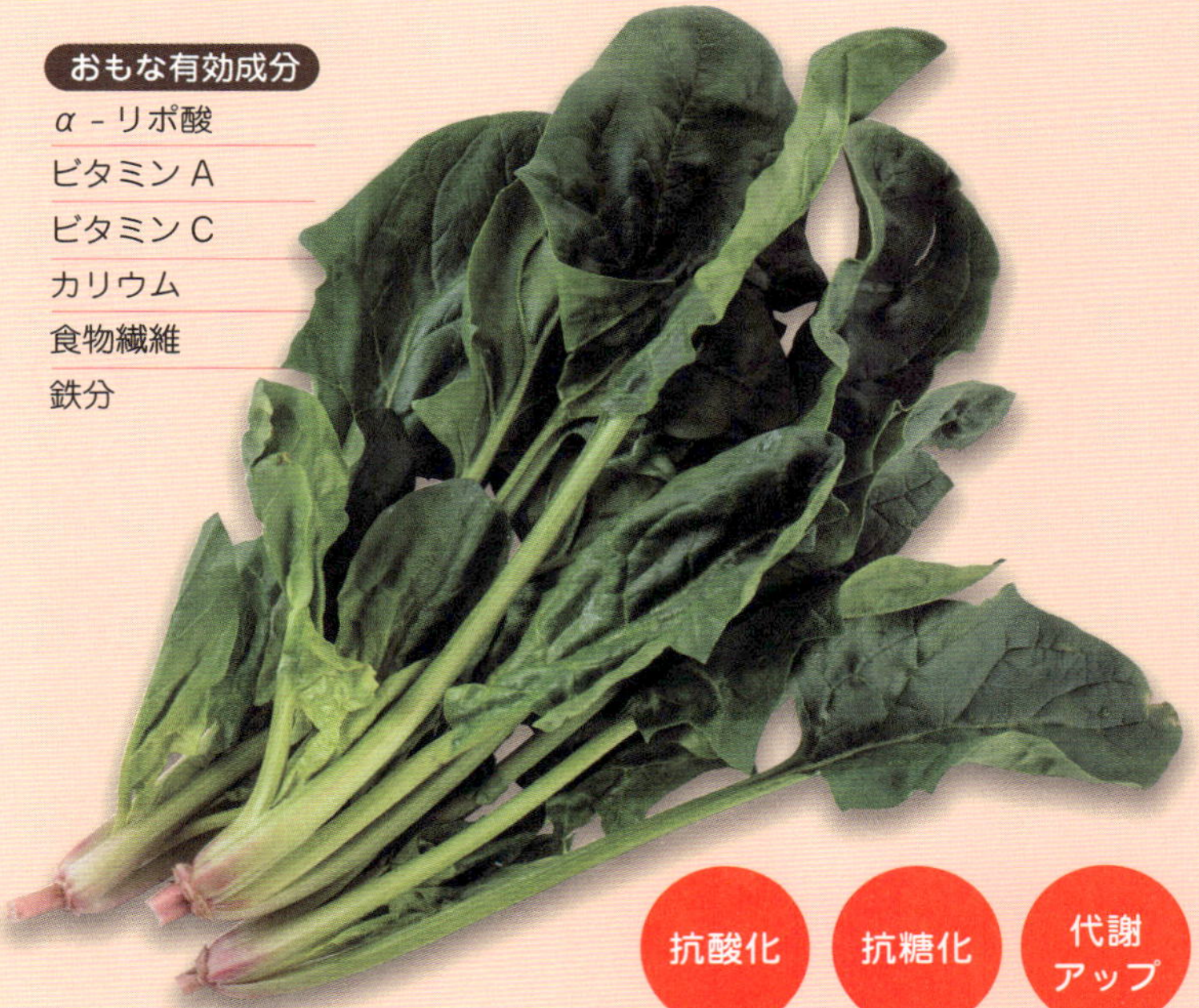

抗酸化　抗糖化　代謝アップ

こう食べるのが大事!

さっとゆでて油で和える調理法がベスト。熱に弱いビタミンC、油と一緒にとりたいビタミンAを摂取できます。冬は夏に比べて3倍もの量のビタミンCを含むというデータも。旬のものを食べるのがおすすめです。

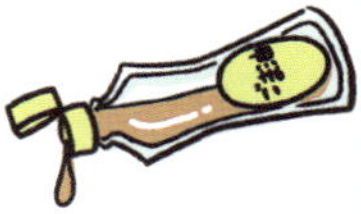

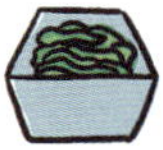

●最強の組み合わせ＝ごま油、オリーブオイル

無数の栄養素を含む最強野菜

地中海の沿岸が原産で、健康大国・イタリアでも2000年以上前から食べられてきたといわれるブロッコリー。粘膜や肌を守るビタミンAやビタミンC、α-リポ酸などの抗酸化成分を多く含む〝スーパー野菜〟なのです。

なかでも注目したいのが、野菜のなかでもブロッコリーにとくに多く含まれているスルフォラファンという成分。高い抗糖化作用や解毒作用などに加えて、老化の元凶であるAGEが作られること自体を防いでくれます。

スルフォラファンは、肝臓の健康を守る働きを持つため、結果的に肝臓で行われる糖の代謝をスムーズにしてくれます。また、ほかの成分では数時間から1日程度で消えてしまう抗酸化作用が3日間も続くのも大きな特徴です。

むくみや便秘を解消してくれるカリウムや食物繊維、鉄分も豊富に含み、美容と健康を助けてくれる栄養素が数えきれないほど含まれています。

ここがすごい!

抗酸化作用が3日も持続する

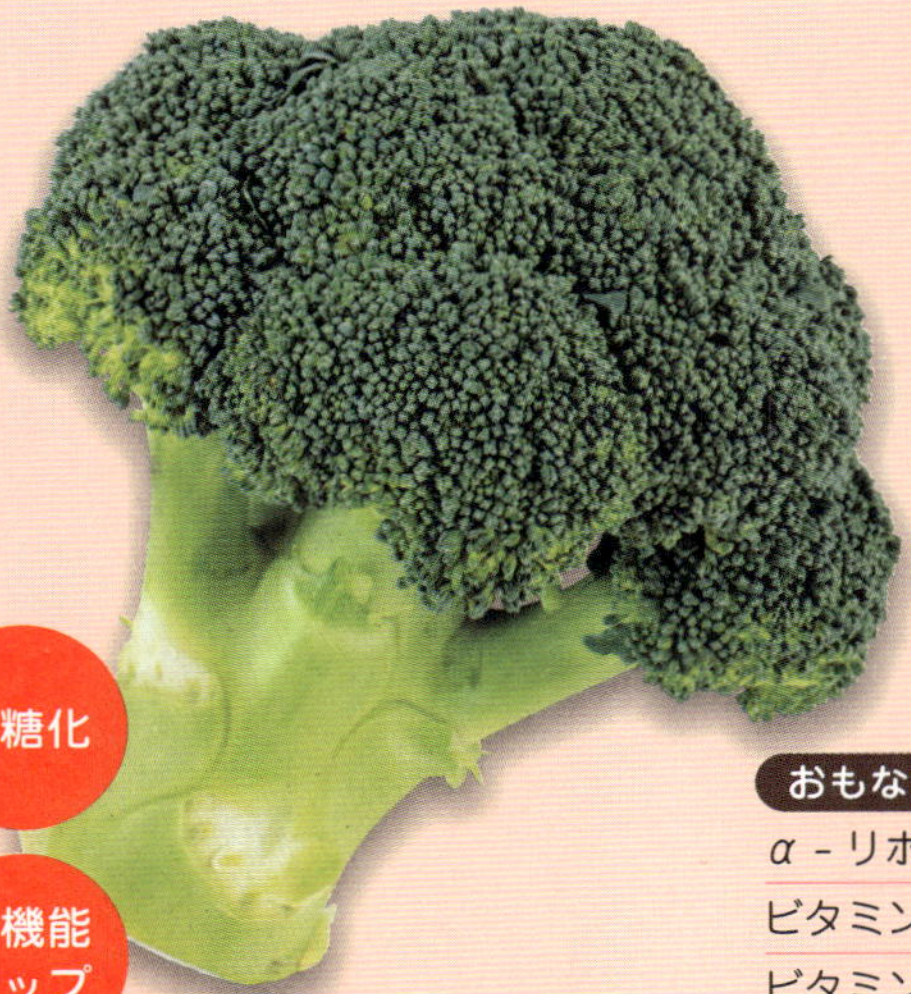

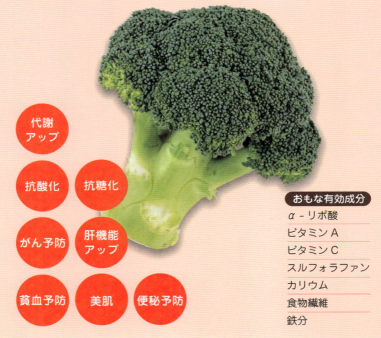

代謝アップ

抗酸化

抗糖化

がん予防

肝機能アップ

貧血予防

美肌

便秘予防

おもな有効成分

α - リポ酸
ビタミン A
ビタミン C
スルフォラファン
カリウム
食物繊維
鉄分

こう食べるのが大事!

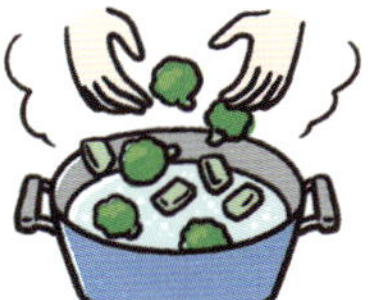

茎も栄養豊富なので捨てずに食べましょう。ビタミン C やスルフォラファンは水溶性なので、ゆでる場合は水にさらさず、汁物やスープにするなどしてまるごと食べて。また、スルフォラファンをたっぷりとるには、新芽であるブロッコリースプラウトを食べるのもおすすめです。

アンチエイジングの超優秀選手

古代ローマで薬の代わりにケガや万病の治療に使われていたというキャベツ。「キャベジン」という胃薬がありますが、実はキャベツに含まれるキャベジンという成分が名前の由来です。この成分には胃腸の粘膜の新陳代謝を助ける効果があります。

手に入りやすく、さまざまな調理法でおいしく食べられるキャベツですが、実は健康や美容に効くさまざまな栄養素が含まれるアンチエイジングの超優秀選手。抗酸化物質であるビタミンCが豊富で、とくにビタミンCはキャベツの葉2~3枚で1日に必要な量をまかなえるほどです。また、ビタミンKがカルシウムが骨に定着するのを助けるので、糖化が進むと起こりやすい骨粗鬆症の予防にも効果的です。

近年の研究でわかってきたのが、キャベツに含まれるイソチオシアネートという成分のがん予防効果。アメリカ国立がん研究所の研究では、がん予防にもっとも効果的な8つの野菜の一つに挙げられています。

ここがすごい!

葉2〜3枚に1日分のビタミンC

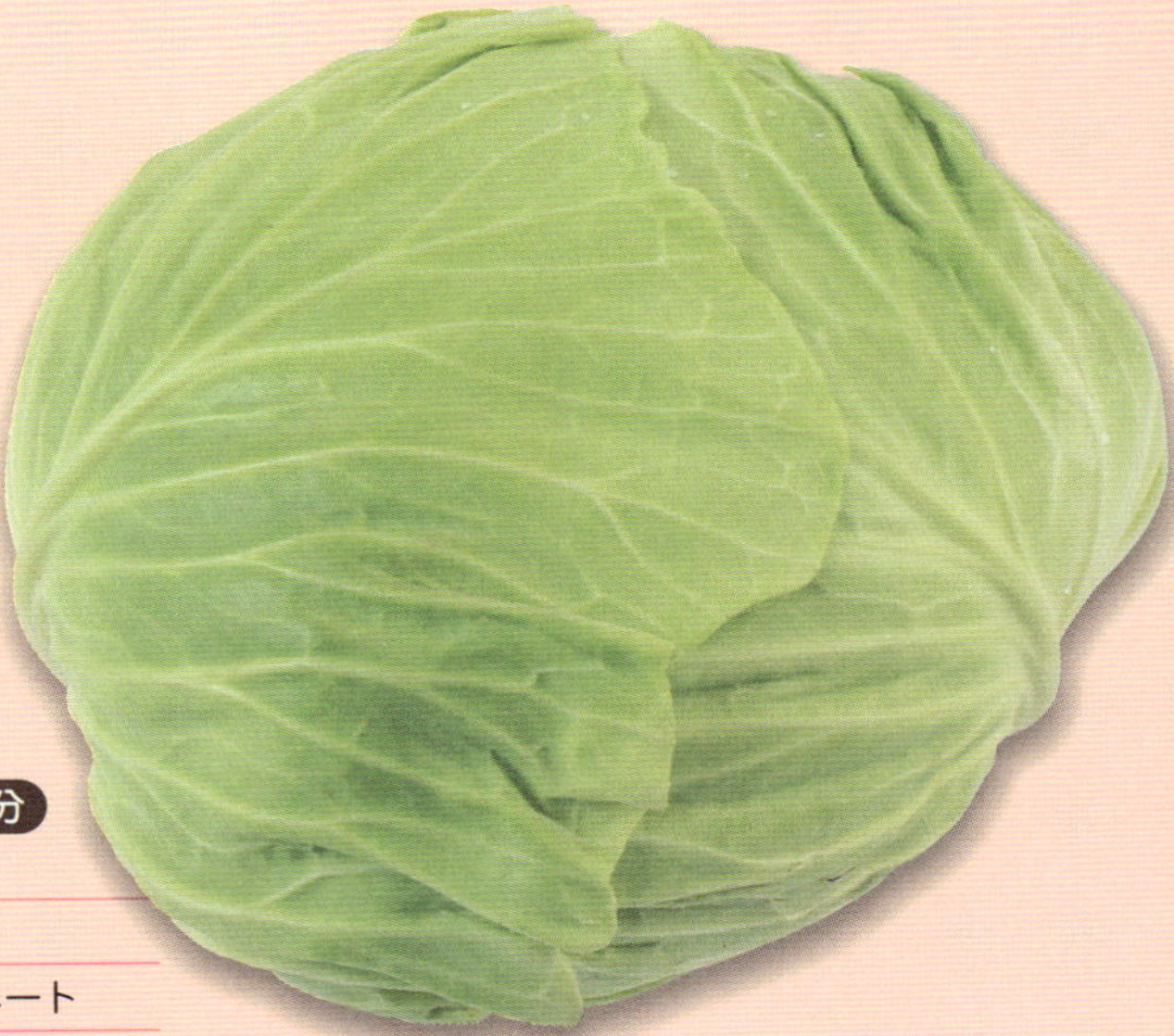

抗糖化

抗酸化

がん予防

おもな有効成分

ビタミンC
ビタミンK
イソチオシアネート
キャベジン（ビタミンU）

こう食べるのが大事！

ビタミンCは加熱に弱く水にも溶けやすいため、切ったあと水につけるのはNG。さっと蒸して食べるのがおすすめです。レンジでの加熱でもOK。煮る場合は加熱時間を短めにし、栄養が溶け出した汁ごといただきましょう。

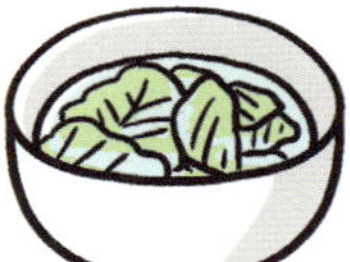

●最強の組み合わせ＝鮭、オリーブオイル、ごま

トマト　13

血管を強くし、若さと美を保つ

「トマトが赤くなると医者が青くなる」というヨーロッパの古くからの言い伝えの通り、トマトには美容と健康にうれしい栄養素がたっぷり含まれています。

トマトの赤い色のもとであるリコピンには、β-カロテンの2倍、ビタミンEの100倍ともいわれる強い抗酸化作用があります。がん予防のほか、血糖値を下げる効果や脂肪がたまるのを防ぐ働きも。皮の部分に多いケルセチンには血管を強くする働きがあり、動脈硬化などの血管の病気を防いでくれます。

そのほか、抗糖化作用があり、AGEが体にたまるのを防いでくれるα-リポ酸や、美肌効果の高いビタミンCも豊富。食物繊維も多く含まれているのでダイエット中の人にもおすすめです。これらの栄養素を手軽に得られるのもトマトの魅力です。

なお、ミニトマトは手軽にとれるうえに、普通のトマト以上に栄養素が豊富です。毎日の食事で積極的にとりましょう。

ここがすごい!

リコピンが活性酸素を撃退

抗酸化

抗糖化

血管しなやか

がん予防

美肌

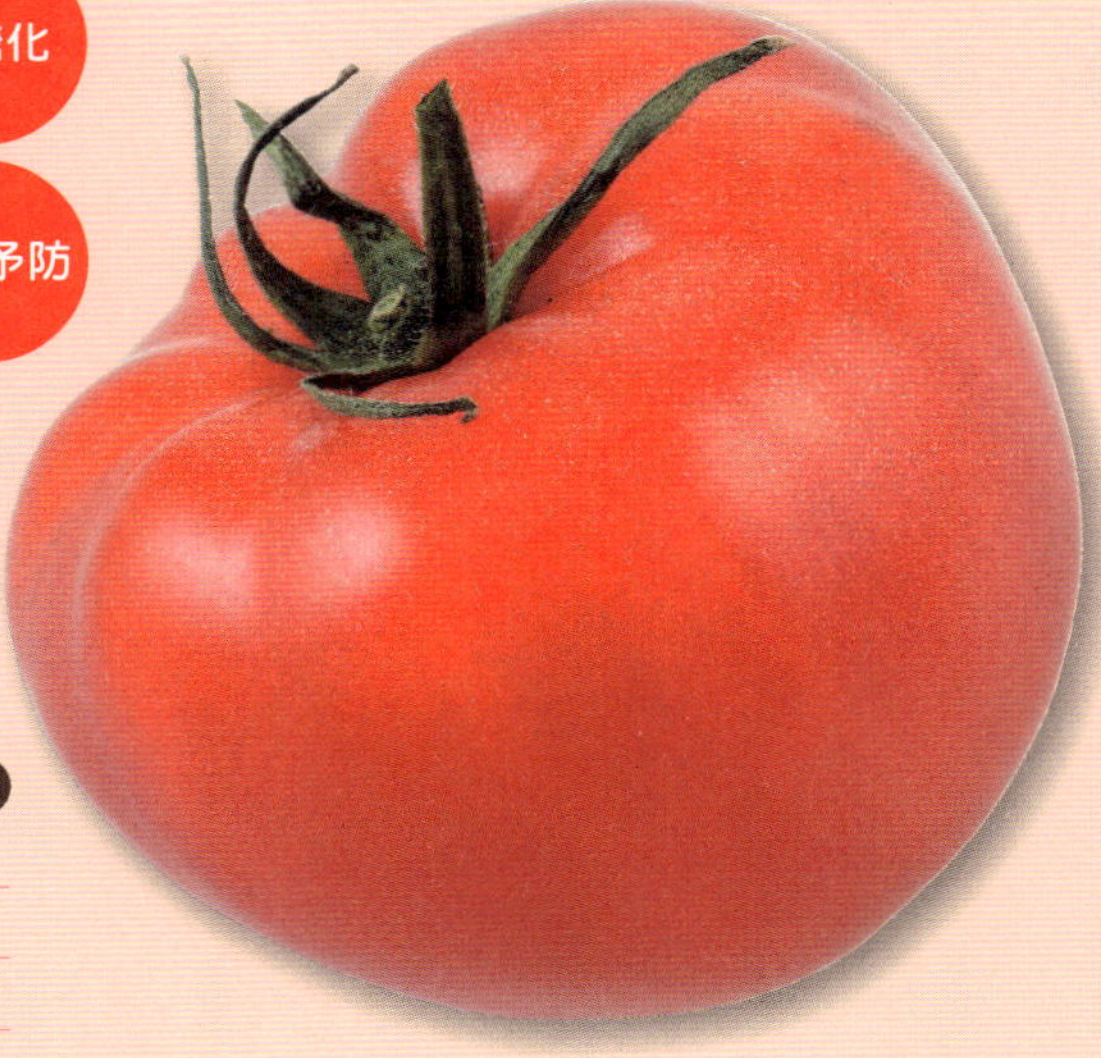

おもな有効成分

リコピン

ビタミンC

α-リポ酸

ケルセチン

食物繊維

こう食べるのが大事!

色が赤いほどリコピンの量が多いので、真っ赤に熟したものを選びましょう。完熟の状態で作られるジュースでもいいでしょう。一方、ビタミンCはジュースを作る過程の加熱で減ってしまうため、たっぷりとるには生で食べるのがおすすめです。

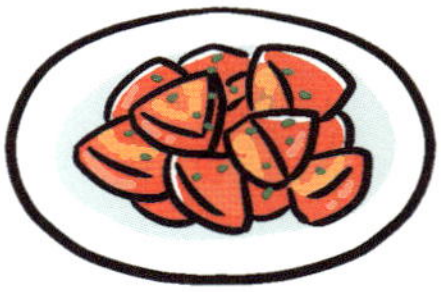

免疫細胞を活性化させる

日本で古くから食べられている、体にやさしい食材の頭文字を並べた「まごわやさしい」という言葉。このうちの「しい」はしいたけのことですが、実際にはきのこ類全般を指しています。きのこ類にはビタミンB群がたっぷり含まれています。体内での糖化を防いで脂質を燃やし、疲労を回復させる効果もあります。カルシウムの吸収や沈着を助けて骨や髪、爪を強くしてくれるビタミンDも多く含まれています。注目したいのがβ-グルカン。この成分は免疫細胞の一つ「マクロファージ」の効果を高めて、がんなどの生活習慣病を強力に防いでくれるのです。

これらの成分はきのこ類に共通して含まれています。きのこ全般がアンチエイジングフードといえます。ビタミンDが豊富なしめじや舞茸、ビタミンB群がとくに多いえのきだけやなめこ、食物繊維が豊富なエリンギ、ミネラルが多いきくらげなど、種類ごとにそれぞれの強みもあります。

ここがすごい!

β-グルカンが生活習慣病を予防

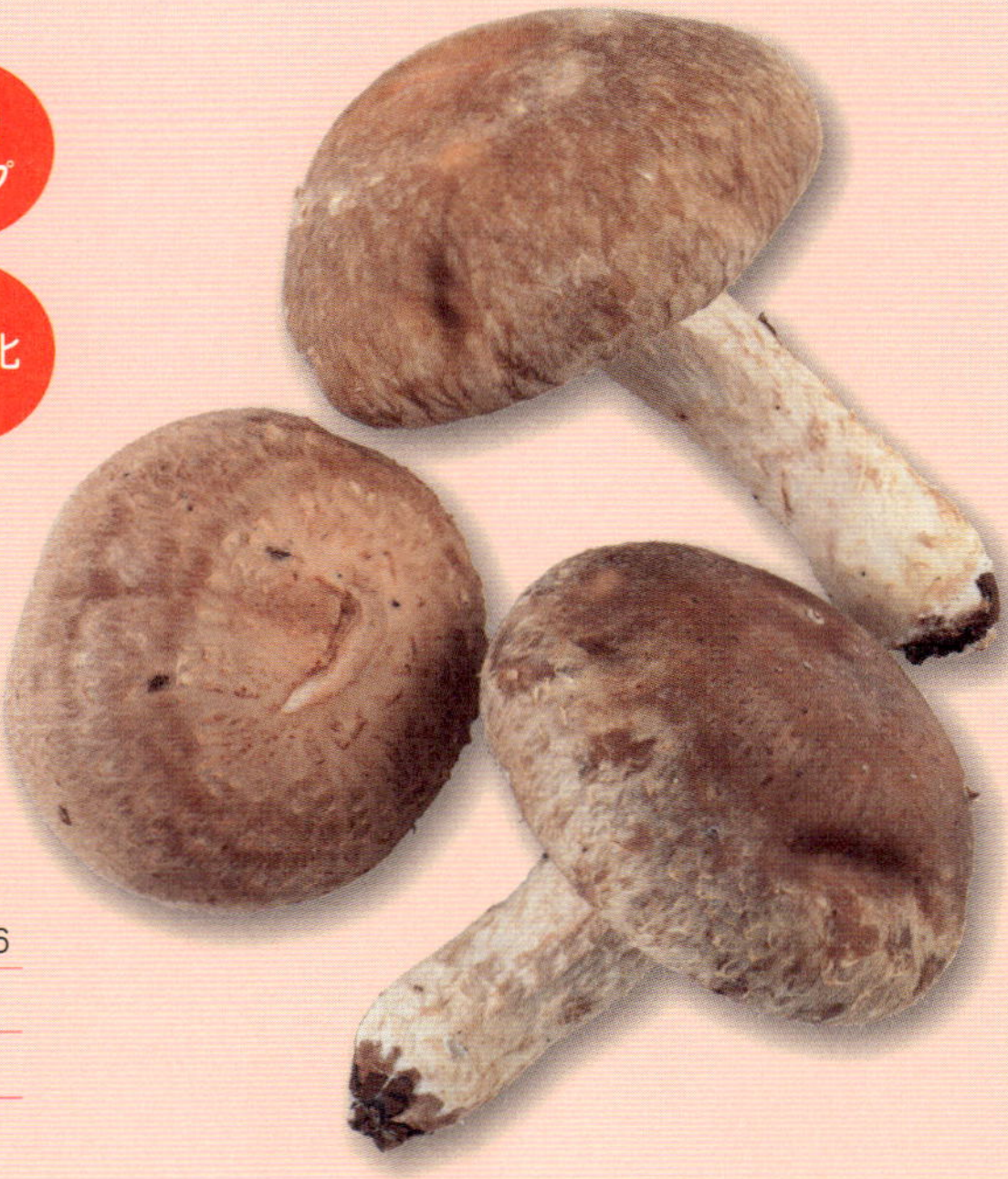

抗糖化

代謝アップ

がん予防

抗酸化

おもな有効成分

ビタミン B_1、B_2、B_6

ビタミンD

β-グルカン

食物繊維

こう食べるのが大事!

できる限りまるごと食べることが大切。最小限の石づきだけ落として軸は食べ、戻し汁やゆで汁も使いましょう。みそ汁やスープの具材、ホイル蒸しなどがおすすめです。天ぷらやバター炒めなど高温の加熱は糖化が進むので注意。

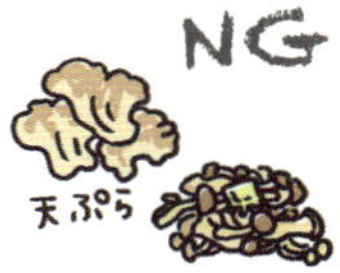

●**最強の組み合わせ=あさり、かき、レバー**

加齢に抗う栄養素がたっぷり

ひな人形の一種である「つるし雛」の飾りの中に、にんじんがあるのはご存知でしょうか。にんじんの栄養が豊かなことは古来から知られ、子どもの健やかな成長を願う食べ物の一つとして考えられていたようです。

さまざまな栄養素が含まれるにんじんですが、抗酸化・抗糖化作用が高く、アンチエイジング面でも魅力的な食材です。強力な抗酸化作用を持つビタミンAが豊富で、高血圧やがん、視力の衰えなど、加齢に伴う病気の多くを防いでくれます。また、乾燥肌や炎症を防ぎ、皮膚の糖化が進むのを抑えてくれるなど、美肌効果も見逃せません。

もう一つ、豊富に含まれる成分がα-リポ酸です。抗糖化作用が高く、AGEを撃退する効果も期待できます。老化防止はもちろんですが、血糖値を下げ、ダイエットにも効果的な成分です。

ここがすごい!

高血圧やがん、視力の衰えも防ぐ

抗酸化
抗糖化
代謝アップ
高血圧予防
がん予防
美肌

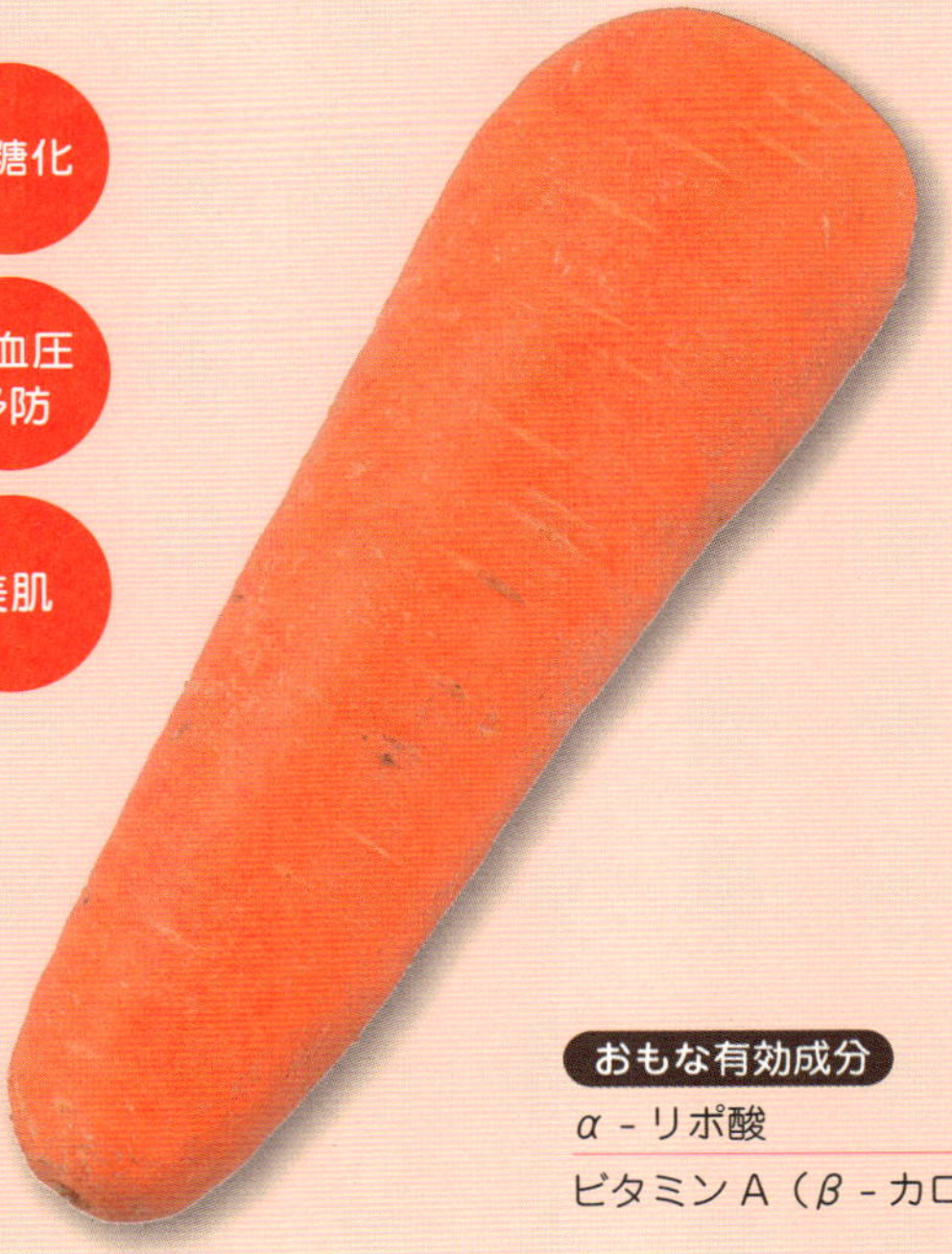

おもな有効成分

α - リポ酸

ビタミン A（β - カロテン）

こう食べるのが大事！

ビタミン A は加熱して油と一緒にとると吸収率がアップ。とくに皮の下に多く含まれるので、皮をむかずにゆでたり蒸したりして油で和えましょう。また、葉は根以上に栄養が豊富なので、ぜひ捨てずに食べて。にんじん自体の糖質は多めなので、食べすぎには注意が必要です。

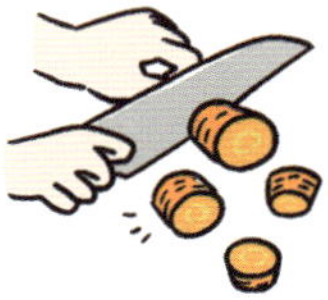

「昔の肌に戻す」驚異の再生力

目によい食べ物として有名なブルーベリー。

その秘密は青紫色をしたポリフェノール「アントシアニン」です。赤ワインにも含まれるポリフェノールで、網膜の血流をよくする働きを持ち、目の疲れや視力の低下、白内障などの目のトラブルに効果があります。ほかにもフラボノイドやビタミンA、ビタミンEなどがたっぷりと含まれ、活性酸素の害から全身の細胞を守ってくれるのです。

最近大きな注目を集めているのが、肌のアンチエイジングにおいても夢のような効果を誇ること。なんと老化を防ぐだけでなく、AGEの蓄積によってできたシワやたるみ、くすみが気になる肌を、以前の状態に戻してくれる働きがあることもわかっています。その効果は医薬品に匹敵するというデータもあります。抽出液を肌に塗った場合の研究結果ですが、食べ物としてとった場合も、高い美肌効果が期待できます。

ここがすごい!

進行した老化をもとに戻してくれる

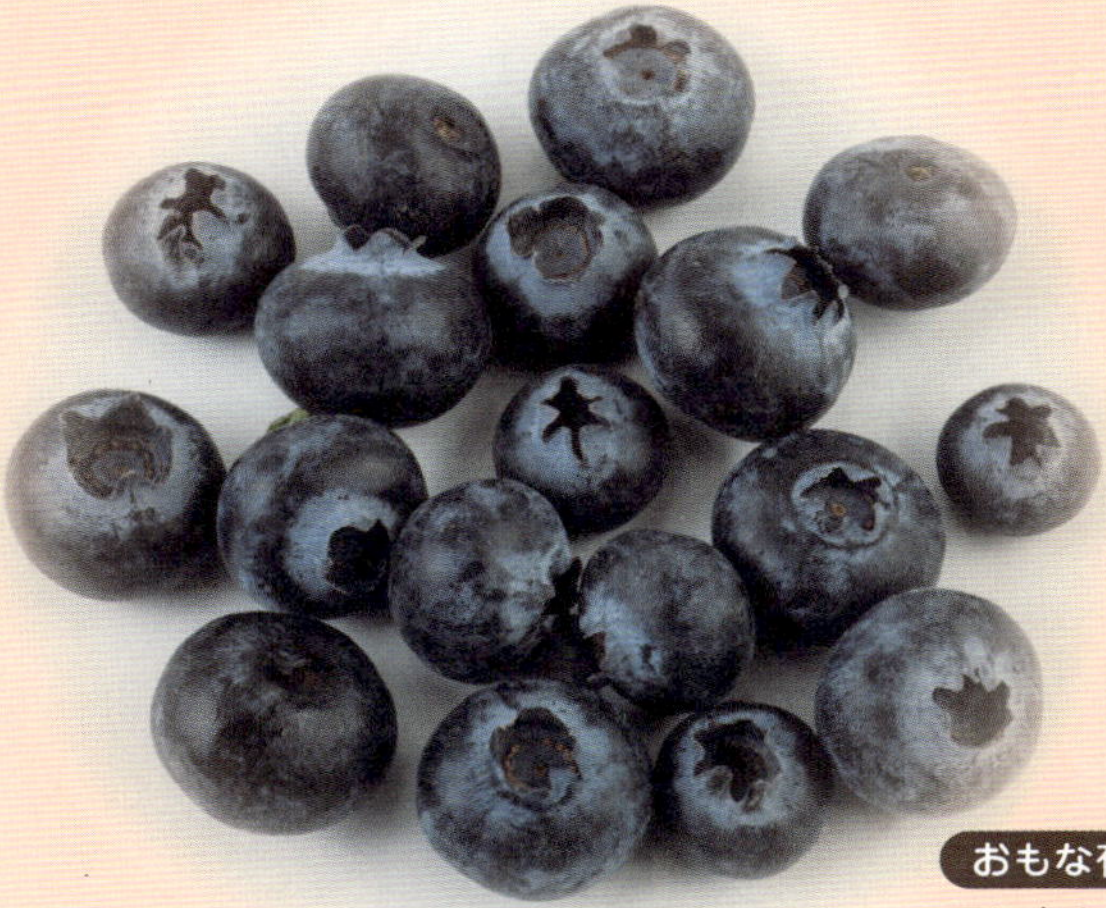

抗糖化　抗酸化　美肌

おもな有効成分

アントシアニン
ビタミンA
ビタミンE
フラボノイド
食物繊維

こう食べるのが大事！

完熟の状態で食べるのがポイント。実のつけ根まで濃く色づいているのが完熟のサインです。収穫後もどんどん熟していくので、手に入れたら早めに食べましょう。スムージーなどにすると手軽にたっぷりとることができます。

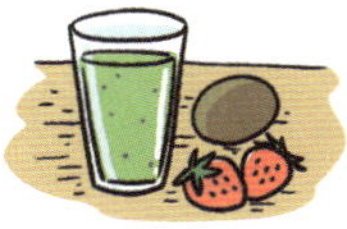

●**最強の組み合わせ＝キウイフルーツ、いちご**

キウイフルーツ 17

全身をサビから守る果物の王様

その栄養価の高さから「フルーツの王様」とも称されるキウイフルーツ。中国が原産ですが、その中国でも古い薬学書に載るほど、健康効果の高い食べ物として知られていました。

キウイフルーツに含まれるビタミンC、Eの量は果物の中でもトップクラス。この2つのビタミンは抗酸化力が強く、活性酸素の攻撃から細胞を守ります。さらに、「キウイポリフェノール」というキウイフルーツならではのポリフェノールも。高い抗酸化力があり、全身のアンチエイジングや美肌作りを強力にサポートします。

また、とりすぎたナトリウムの排出を助けるカリウムもたっぷり。むくみや高血圧を防いでくれます。食物繊維はなんとバナナ2本分ともいわれています。

豊富に含まれるクエン酸は、摂取した食べ物をエネルギーに変える効果があり、効率よく代謝を進めてアンチエイジングに役立ってくれます。

ここがすごい!

活性酸素と闘う ポリフェノールの力

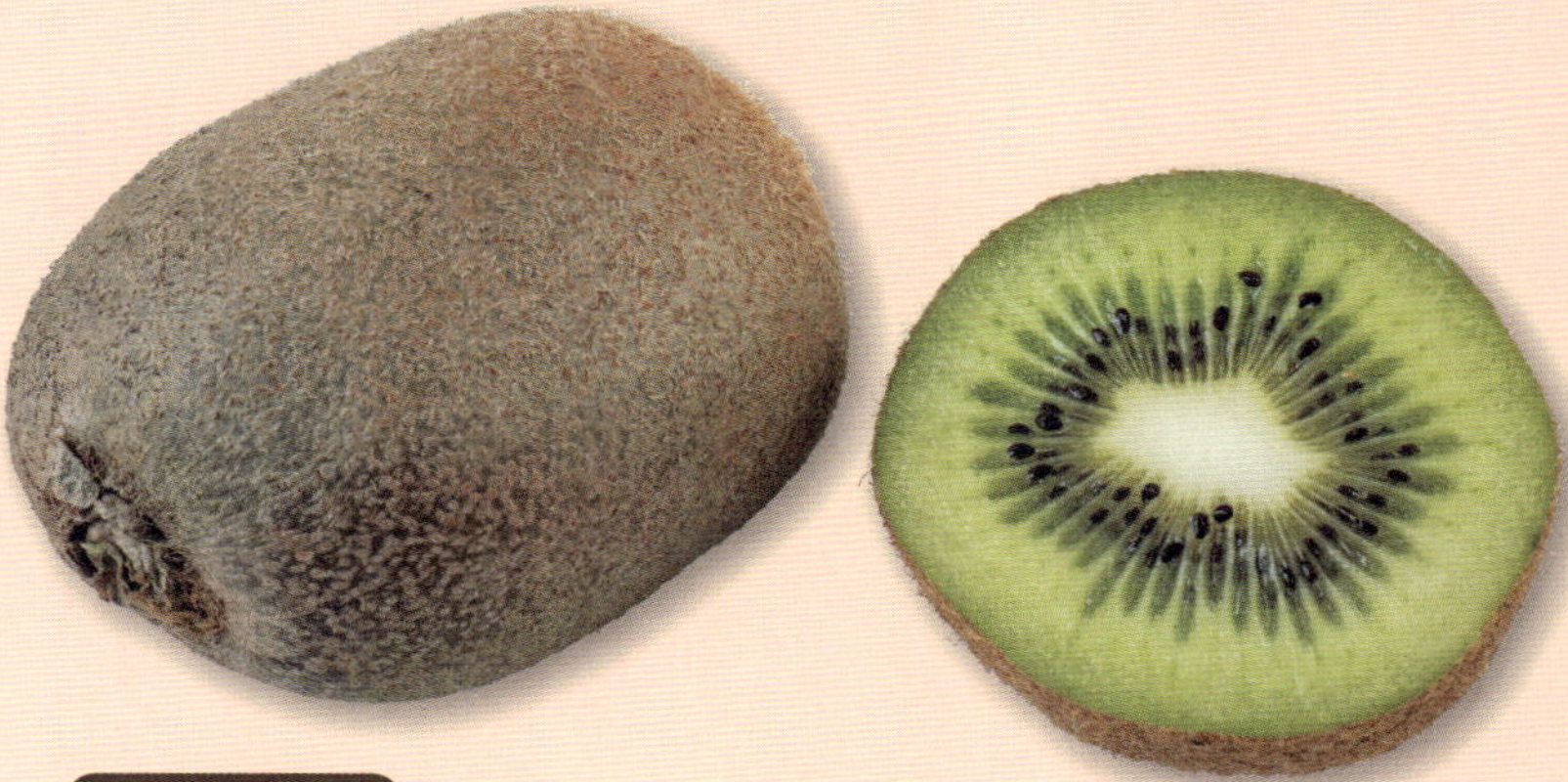

おもな有効成分

- ビタミンC
- ビタミンE
- キウイポリフェノール
- カリウム
- 食物繊維
- クエン酸

抗酸化　美肌　高血圧予防　むくみ予防

こう食べるのが大事!

ビタミンC、Eとも加熱に弱いため、生で食べましょう。また、ポリフェノールは皮に多く含まれているため、まるごと食べるのがベスト。食感などが気になる場合は皮ごとスムージーにするのがおすすめです。

●最強の組み合わせ＝ブルーベリー、いちご

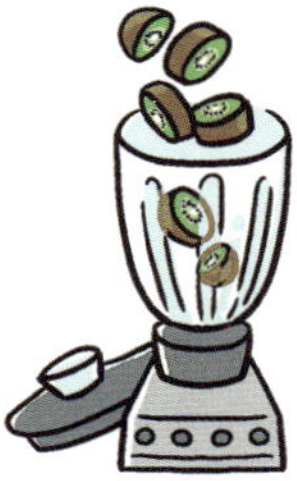

レモン・酢・ビネガー 18

糖化の害を半減させる

「梅干し1日1個で医者知らず」という言い伝えもあるように、古くから人間の健康に役立っているクエン酸。レモンやすだち、柚子などの柑橘類や酢の強烈な酸味のもととなる成分です。新陳代謝を助ける働きや血液をサラサラにして疲れを取る働き、殺菌作用などがあります。

クエン酸には抗酸化作用もあります。とくにレモンには抗酸化作用の強いビタミンCもたっぷり含まれるので、さまざまな生活習慣病を予防し、老化を抑えます。

注目すべきは、料理と一緒にとると糖化の害を防いでくれること。揚げ物にレモン汁や酢をかけるだけで、料理に含まれるAGEの量が半分近くに減ったという研究結果もあります。また、クエン酸は体内でも糖代謝を促してくれます。

高温で加熱する料理法ほどAGEが生み出されることはすでにお話ししましたが、揚げ物や炒め物が多い中国料理に酢をかけることは、とても理にかなっているのです。

ここがすごい!

料理にかけると老化知らずに

抗酸化　抗糖化　殺菌

おもな有効成分

ビタミンC（レモン）

クエン酸

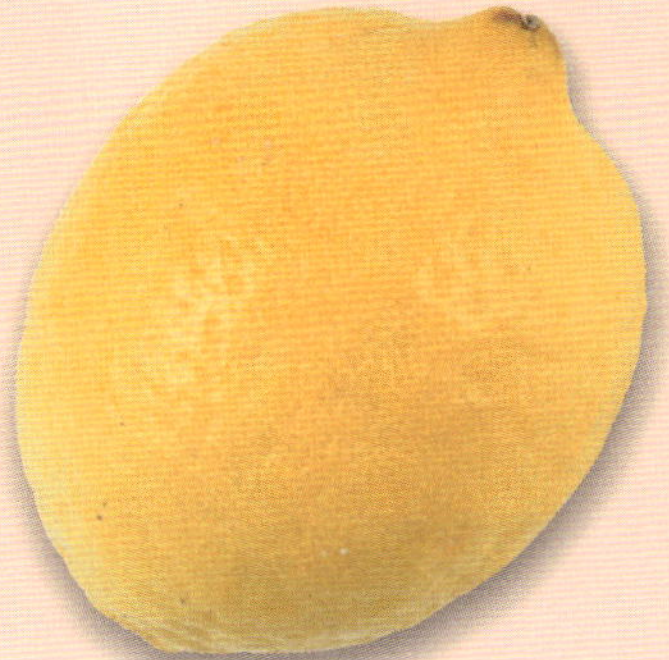

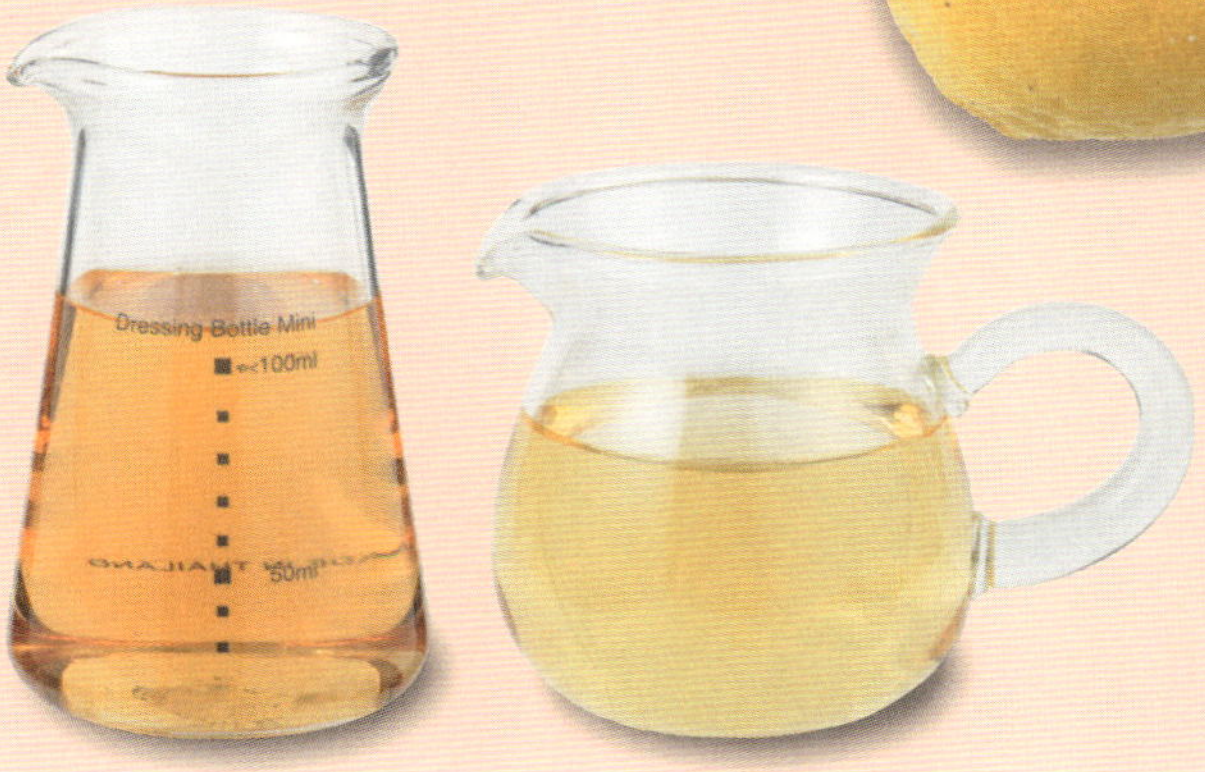

こう食べるのが大事！

ビタミンCの効果を生かすには生のレモンがおすすめですが、すっぱいのが苦手な人は煮込み料理などに使ってもOK。クエン酸は加熱しても壊れません。酸味が飛んでさっぱりとした風味だけが残り、肉を柔らかくする効果もあります。ビタミンCはほかの食品で補いましょう。

皮ごと食べれば医者いらず

りんごには、美容と健康にうれしい成分が挙げるときりがないほどたっぷりと含まれています。疲労回復に効果があるクエン酸やリンゴ酸、ナトリウムを体の外に出して高血圧やむくみを防ぐカリウム、腸内の善玉菌を増やし、整腸作用のあるペクチンなどが代表的なものです。

なかでも注目したいのが、りんごポリフェノール。とくに皮の部分に多く含まれます。数千種類ともいわれるポリフェノールのなかでもとくに強力な抗酸化を誇るのです。りんごポリフェノールには、発がん性物質の活性化を抑える効果があります。

体の中で酸化と糖化は同時に起こります。酸化を抑えることはＡＧＥの撃退にとって有効です。

血糖値の急激な上昇を防いで血管の糖化を食い止め、動脈硬化も防いでくれます。健康維持から美肌作り、ダイエットまでおまかせの頼もしいフルーツなのです。

ここがすごい!

がんを制圧する強力なポリフェノール

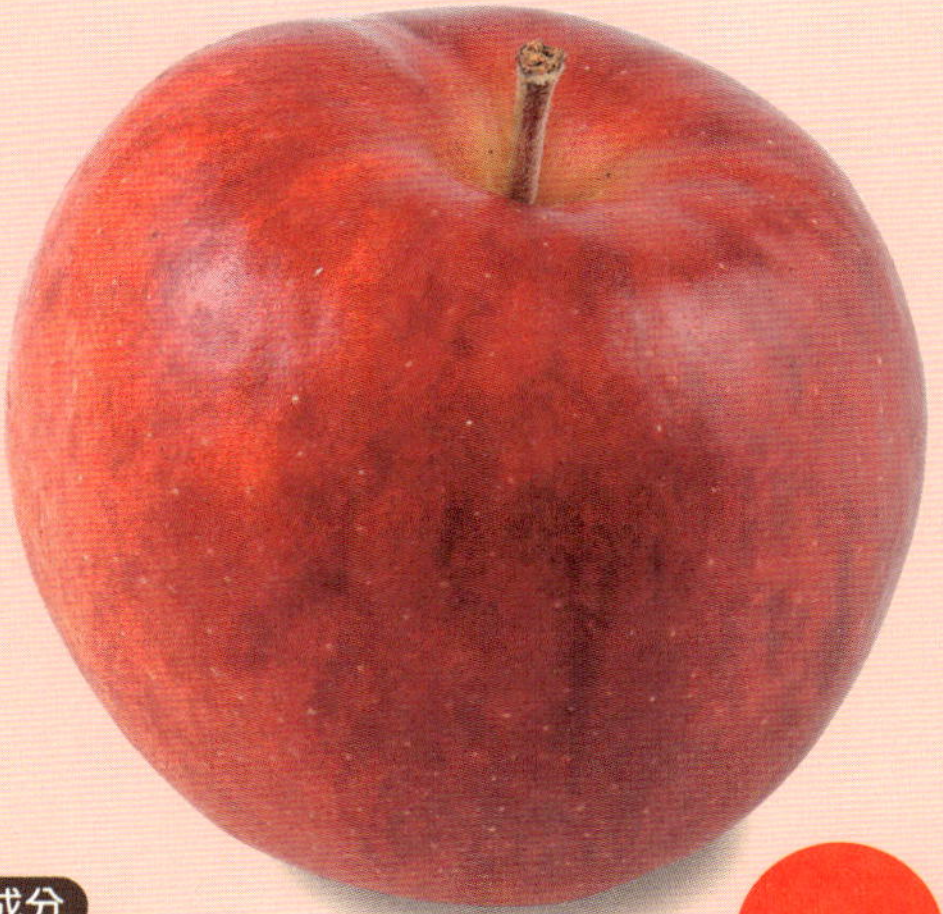

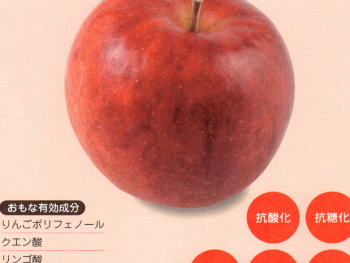

おもな有効成分

- りんごポリフェノール
- クエン酸
- リンゴ酸
- ペクチン
- カリウム

抗酸化　抗糖化　高血圧予防　美肌　がん予防

こう食べるのが大事!

ポリフェノールは皮の部分に多く含まれるため、まるごと食べるのがベスト。農薬の使用状況などを確認できるものを買いましょう。なお、表面がベタベタしているのはワックスや農薬ではなく、熟すにつれて表面に出てくるオレイン酸やリノール酸。口にしても心配いりません。

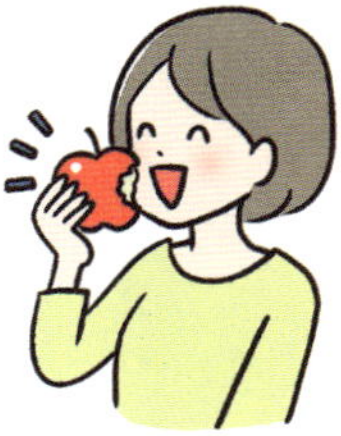

栄養たっぷりの「食べる美容液」

アボカドは「森のバター」「森のミルク」などと評される濃厚な食感が特徴。タンパク質やビタミンB群、カリウム、マグネシウムなどのビタミン・ミネラル類、食物繊維などアンチエイジング面でも優秀な成分がたっぷり含まれるため、「食べる美容液」とも呼ばれています。

なかでも注目したいのがビタミンE。「若返りのビタミン」といわれるほど高い抗酸化作用を持ち、細胞の老化を防ぐ働きを持ちます。

また、アボカドの脂肪分のうち8割ほどは、血液をサラサラにしてくれるオレイン酸やリノール酸。どちらも動脈硬化予防や、コレステロール値や血圧を下げる効果があり、40歳を過ぎたら積極的にとりたい良質な脂肪分です。リノール酸には肌を乾燥から守る働きがあり、オレイン酸には糖質を脂肪としてため込むのを防ぐ働きも。

美肌作りやダイエットにももってこいの食材なのです。

ここがすごい!

豊富なビタミンEが細胞を若く保つ

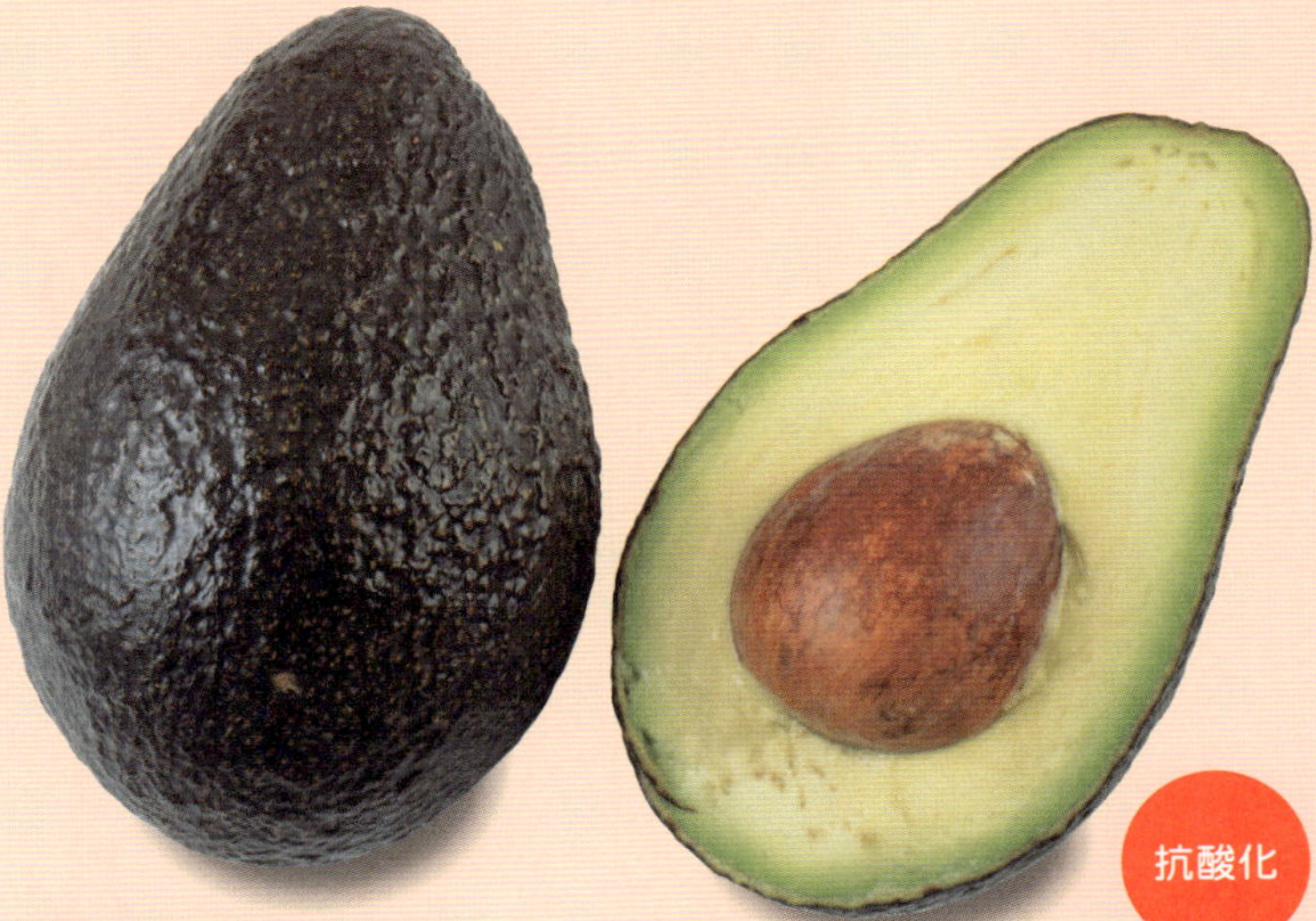

抗酸化

血液サラサラ

血管しなやか

美肌

おもな有効成分

ビタミン B_1、B_2、B_6	オレイン酸
ビタミン E	カリウム
リノール酸	食物繊維

こう食べるのが大事!

生のままでも加熱してもOK。実は野菜ではなく果物ですが、甘みがないので、サラダや刺身のつけ合わせなどでおいしくいただけます。1日1/2個程度が適量なので、毎日の食卓に少しずつ取り入れるのがおすすめです。

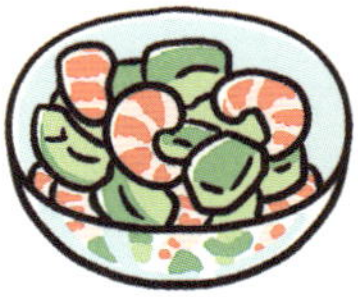

●最強の組み合わせ＝アスパラガス、鮭、えび

豆腐・きな粉・納豆 21

ポリフェノール豊富な「畑の肉」

タンパク質などの栄養が豊富なことから「畑の肉」とも呼ばれる大豆。そのまま調理して食べるほか、豆腐やみそ、しょうゆ、納豆、きな粉、豆乳、油揚げなどの形で、古くから日本人の食生活に関わっている食材です。

とくに注目なのが大豆イソフラボン。実はポリフェノールの一種で、高い抗酸化作用とともに女性ホルモンに似た働きを持ちます。肌のくすみ防止や美白、骨を丈夫にするなどの効果が期待できます。また、悪玉コレステロールを減らして体に脂肪がたまるのを防ぐ効果も。ダイエット中の40歳以上の方にはとくにおすすめです。

また、糖化を防いでAGEを減らす効果をもつビタミンB1や、細胞や脳を若く保つ働きを持つレシチン、血液をサラサラにし、免疫力を上げる効果を持つサポニンなど、アンチエイジングに役立つ成分がたっぷり。

発酵食品であるみそや納豆は大豆に比べてビタミン類やアミノ酸などが豊富です。

ここがすごい!

抗酸化力を誇る大豆イソフラボン

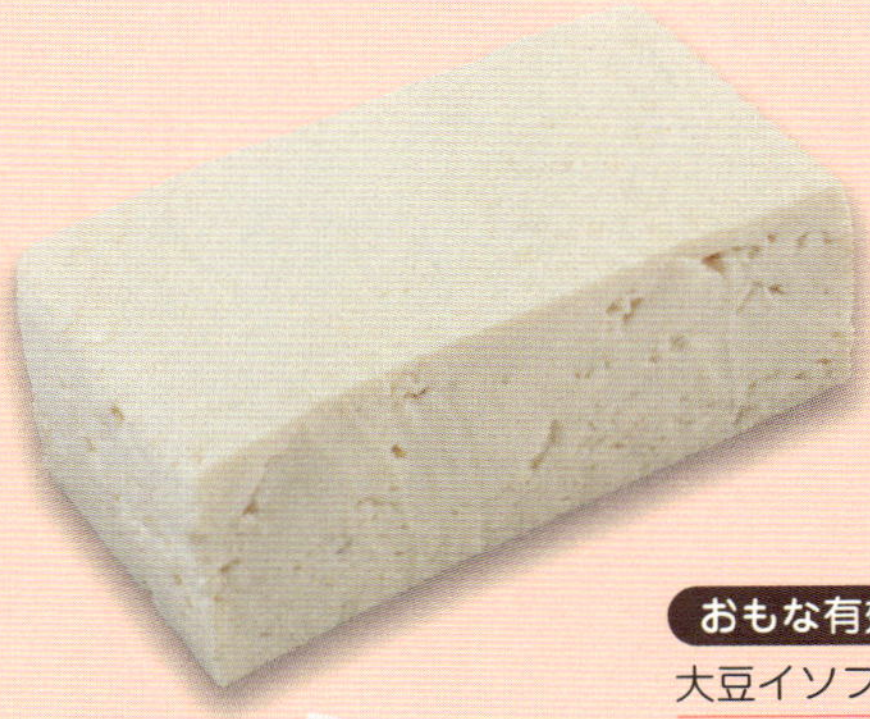

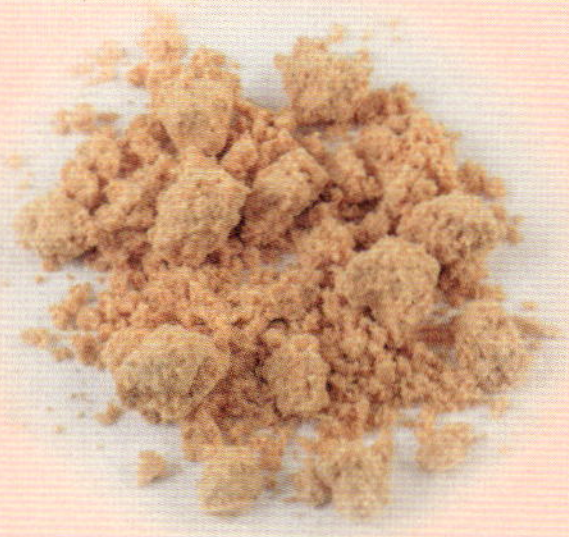

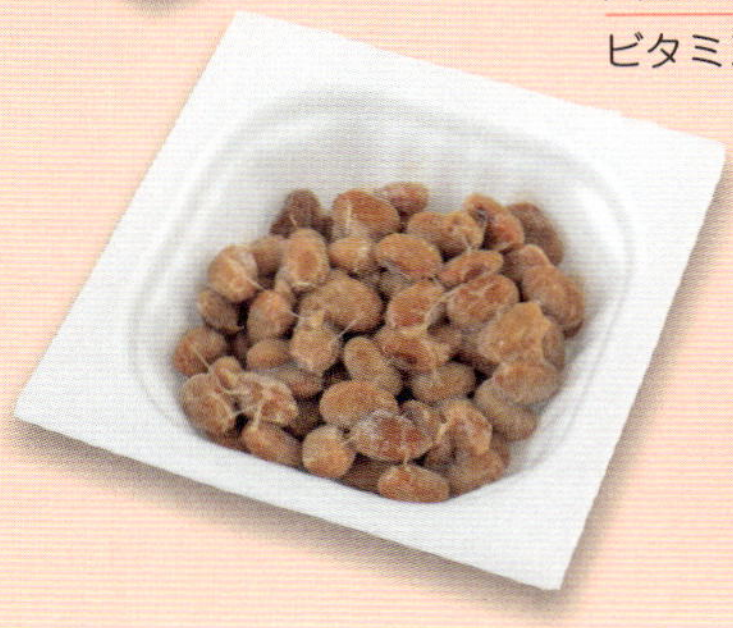

おもな有効成分

大豆イソフラボン

ビタミン B_1

レシチン

サポニン

ナットウキナーゼ（納豆）

抗酸化　抗糖化

肥満改善　血液サラサラ　骨粗鬆症予防

こう食べるのが大事！

美容にも健康にもよい大豆ですが、大豆イソフラボンのとりすぎには注意。豆腐のみそ汁1杯、油揚げ1/2枚程度でそれぞれ1日分です。体内にストックできない栄養素も多いので、こまめに少しずつとることが大切です。

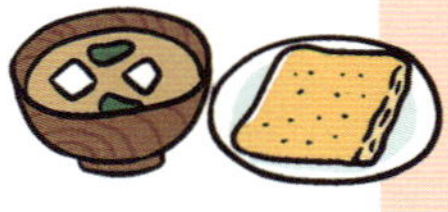

●**最強の組み合わせ＝**にんにく、にら、長ねぎ、玉ねぎ

鶏肉

22

粘膜や皮膚を丈夫にしてくれる

タンパク質やビタミンがたっぷりの鶏肉。なかでもビタミンAは牛肉や豚肉の10倍以上も含まれています。カナダやアメリカでは昔から「風邪をひいたらチキンスープ」といわれています。鶏肉に含まれるビタミンAが皮膚や粘膜を丈夫にし、ウイルスや菌から守る働きを持つことを、先人は身をもって知っていたのかもしれませんね。

鶏肉に含まれるビタミンB6は、毎日コツコツとることで、AGEができるのを防いでくれます。また、疲労回復効果のあるカルノシンという成分も含まれ、こちらにも最近、抗糖化作用があることがわかりました。老化物質であるAGEの蓄積を阻止してくれるので、認知症予防なども期待できます。

鶏肉の脂質には、不飽和脂肪酸であるオレイン酸やリノール酸が豊富に含まれるのも、ほかの肉とは異なる点です。血液をサラサラにして悪玉コレステロールを減らしてくれるので、安心して食べましょう。

ここがすごい!

カルノシンパワーでAGEを撃退

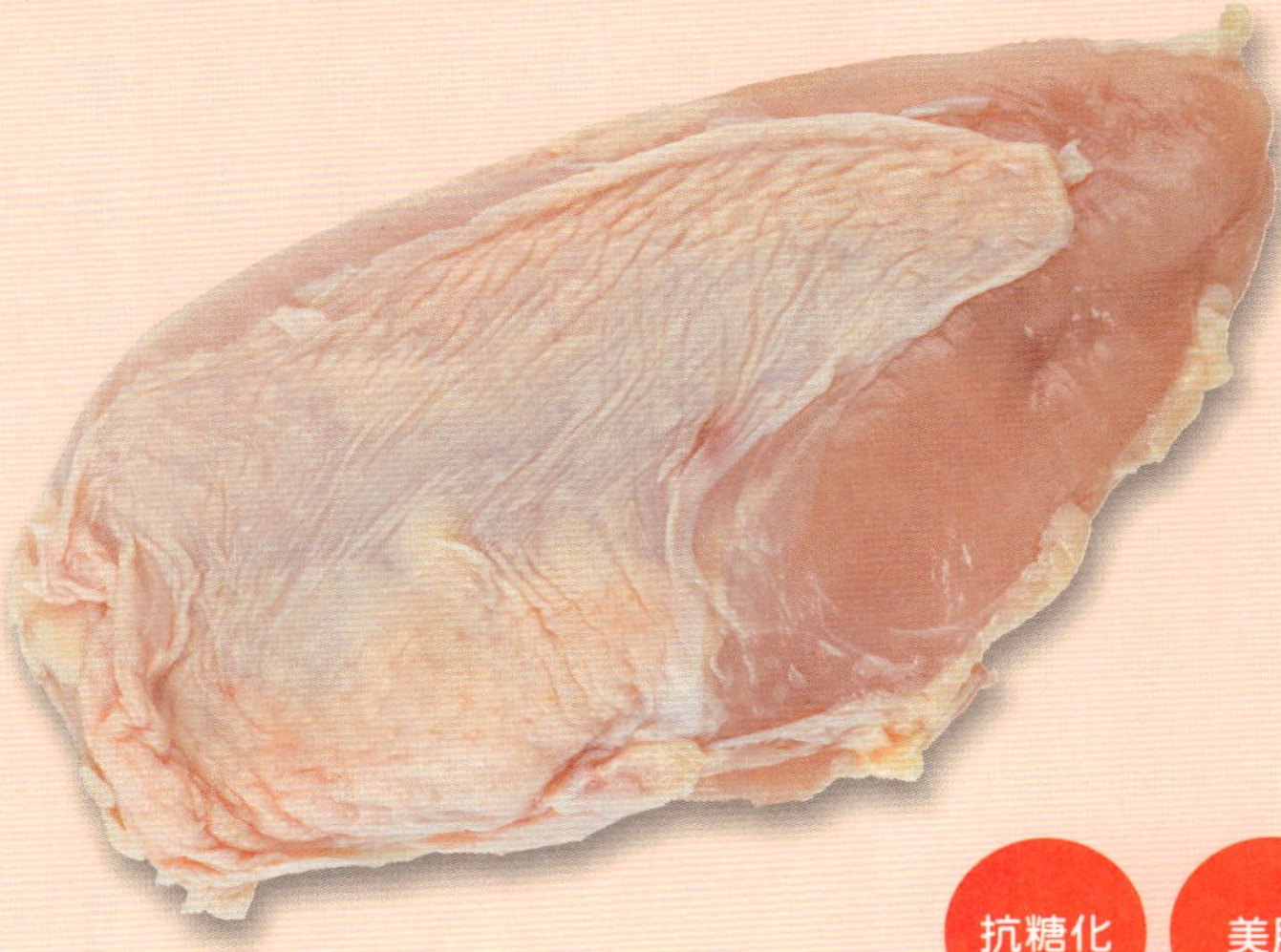

抗糖化　美肌　認知症予防　血液サラサラ

おもな有効成分

ビタミンA	カルノシン
ビタミンB2	オレイン酸
ビタミンB6	リノール酸

こう食べるのが大事!

高温調理は避けて蒸し料理やスープがおすすめ。水に溶ける栄養素が多いため、ゆでる場合はゆで汁も食べましょう。鶏レバーに含まれるビタミンAは5gで1日分の摂取量をまかなえるほど豊富。焼き鳥のレバーなら1かけくらいで十分です。

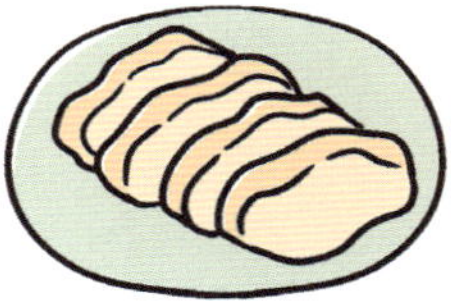

ビタミン豊富な健康長寿食材

健康長寿県として有名な沖縄県。その沖縄の食卓に欠かせない食材が豚肉です。

ビタミンB群を豊富に含むのが特徴ですが、なかでもビタミンB1は牛肉の14～19倍と、すべての食品の中でも抜群の量を誇ります。ビタミンB1は老化防止にも高い効果が期待できます。ビタミンB1は糖化を抑え、体内でAGEが発生するのを防ぐ働きがあることがわかっています。水に溶けやすく、体内にストックできないので、日常的に少しずつとることで老化を効果的に防げます。筋肉の強化や免疫力向上、老化防止に役立つ良質なタンパク質の宝庫でもあります。

また、タンパク質を全身の筋肉、臓器、髪などに行き渡らせる働きや、免疫力を上げる働きを持つ亜鉛も豊富。抗酸化作用や女性ホルモンを正常に分泌させる働きもあり、美肌・美髪作りに貢献してくれます。亜鉛は肩ロースやひき肉・ヒレ肉などにも含まれますが、レバーの部分にとくに多く含まれています。

ここがすごい!

ビタミンB1の量は食品トップクラス

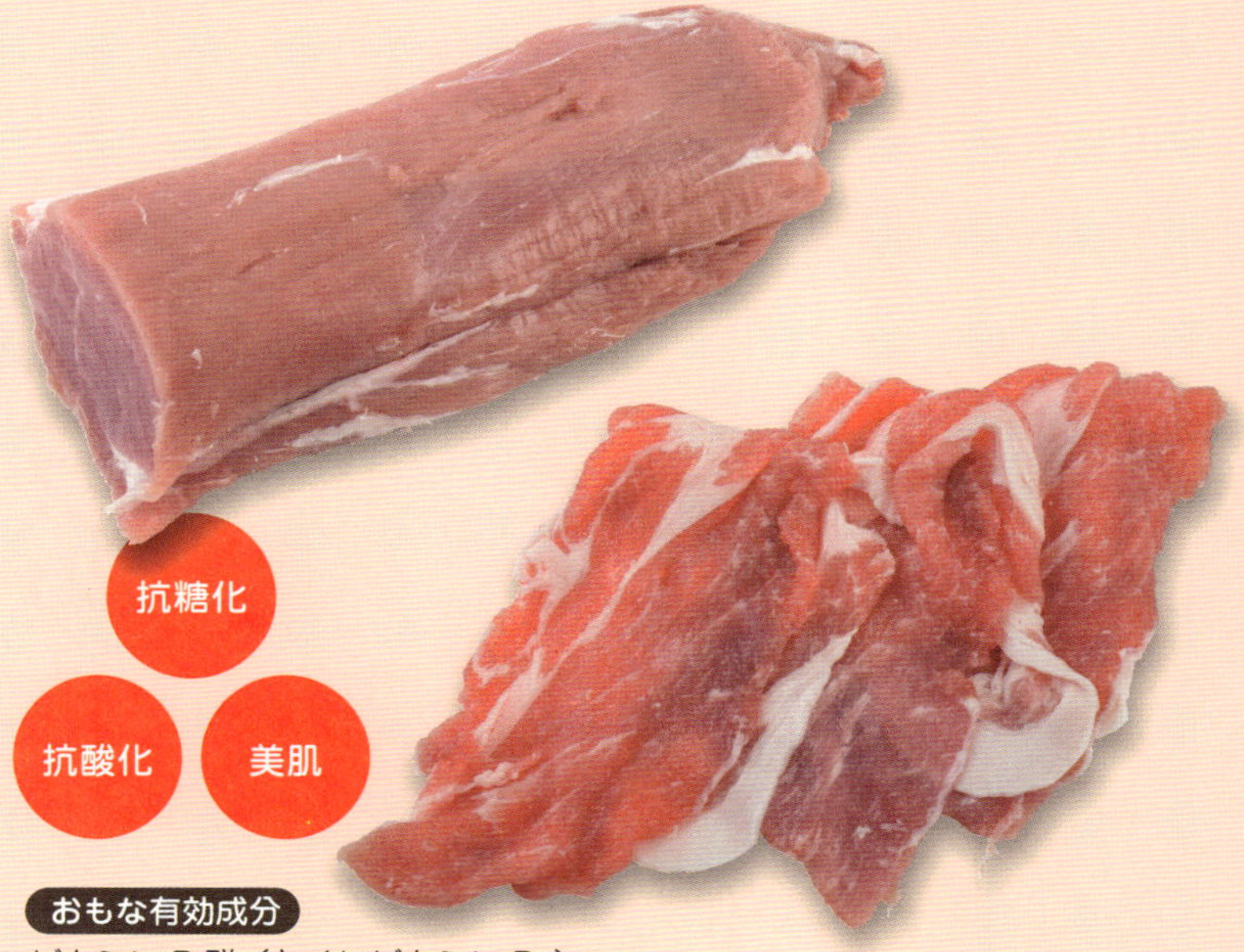

おもな有効成分

ビタミンB群（とくにビタミンB1）
亜鉛

こう食べるのが大事！

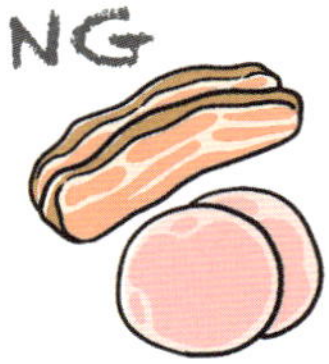

脂身には中性脂肪やコレステロールを増やす飽和脂肪酸も多く含まれます。ヒレなどを選ぶか、取り除く、一度ゆでるなどの方法で量を減らしましょう。また、ベーコンやハムなどの加工品はAGEが多いので、避けるのが賢明です。

●最強の組み合わせ＝にんにく、にら、長ねぎ、玉ねぎ

牛肉

24

若さとスタミナを保つ源

スタミナがつく食べ物の代名詞ともいえる牛肉。

牛肉のいちばんの特徴は、タンパク質やビタミンB群がたっぷりとバランスよく含まれていること。人間が体の中で作れない「必須アミノ酸」が8種類含まれていて、筋肉や血液を作り、体内の組織が正常に再生されるサポートをします。

また、レバーの部分には「肌のビタミン」とも呼ばれるビタミンB_6が豊富に含まれます。肌を老化から守り、体内の糖化を防ぎ、AGEを減らしてくれる働きがあります。ビタミンB群は互いに助け合って働くので、B群をバランスよく含む牛肉は、アンチエイジングに欠かせない食べ物なのです。

赤身にはタンパク質の働きを助ける鉄分や亜鉛、リンなどのミネラル類が豊富です。

羊の肉には脂肪の燃焼を助けるカルニチンがたっぷり。ダイエット中の人には羊肉もおすすめです。

ここがすごい!

老化を防ぐ ビタミンB6がたっぷり

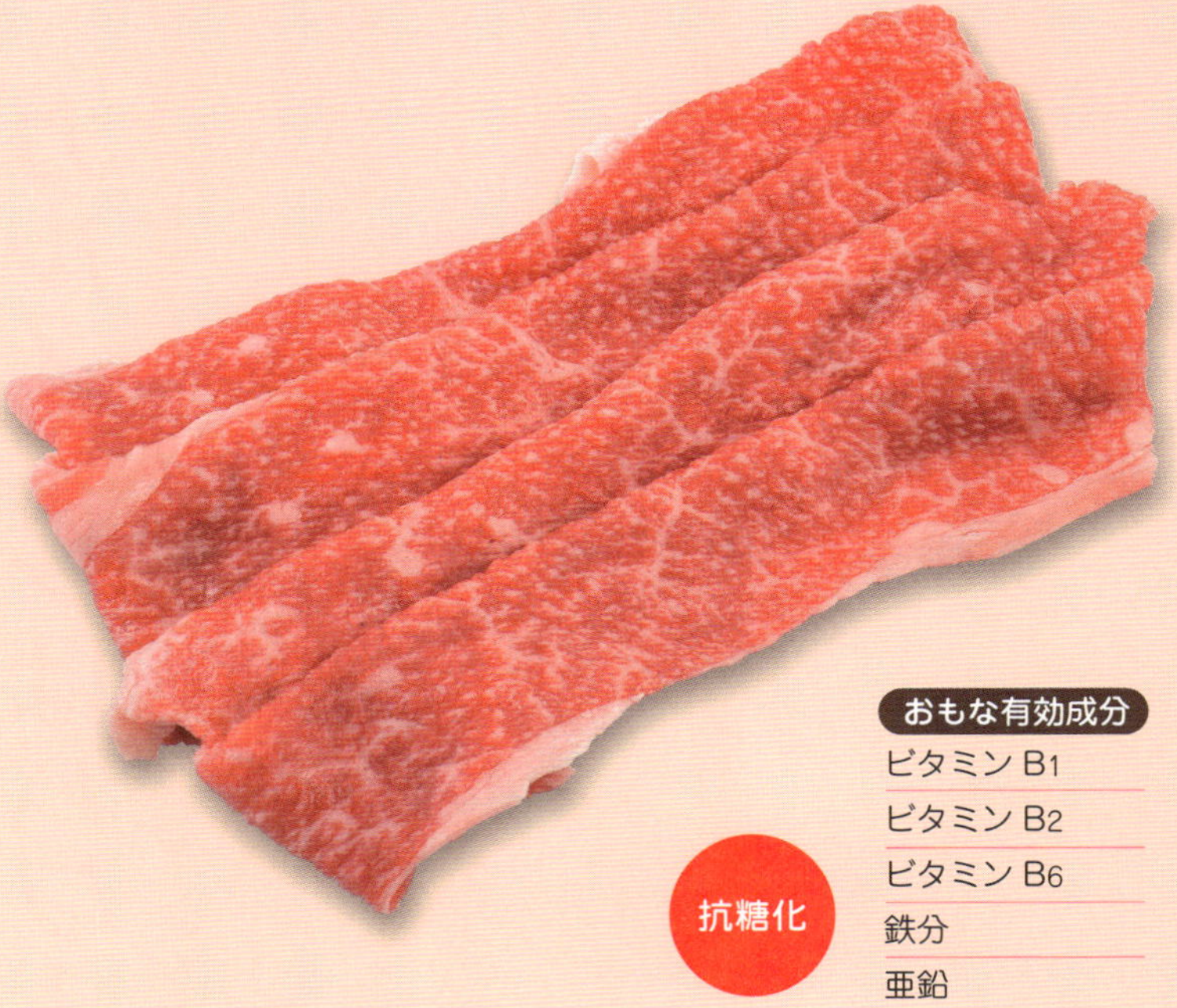

抗糖化

おもな有効成分

- ビタミンB1
- ビタミンB2
- ビタミンB6
- 鉄分
- 亜鉛

こう食べるのが大事!

ヒレやモモなどの部位をたたきやしゃぶしゃぶなどでさっと火を通していただきましょう。脂身には中性脂肪やコレステロールを増やす飽和脂肪酸が多く含まれるので注意。高温での加熱や甘い味つけはAGEを増やすので、焼き肉やすき焼きはできれば避けて。

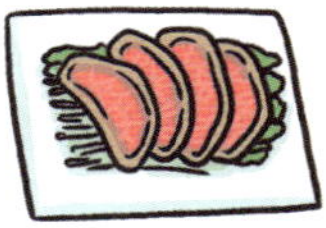

まぐろ・かつお 25

カルノシンはパワーの源

古代から食べられ、今も日本人になじみ深いまぐろやかつお。種が近く〝親戚関係〟ともいえる2つの魚ですが、どちらも動脈硬化を防ぐタウリンや、貧血を予防する鉄分、ビタミンB_{12}が豊富。ビタミンB6も多く含まれるので、糖化によるAGEの害から体を守る働きもあります。

さらにどちらの魚にも抗糖化作用のあるカルノシンという成分が含まれ、疲労回復や老化防止、認知症予防などの効果が期待できると注目を浴びています。

まぐろにはこのほかにも、美容と健康に効果的な成分が豊富。EPAは血液をサラサラにして悪玉コレステロールがたまるのを防ぎ、メチオニンは肝臓の働きを助けます。必須アミノ酸をとれる良質なタンパク源でもあるため、緑黄色野菜をたっぷり添えるだけで完璧な栄養バランスになります。

かつおには抗酸化作用が高いビタミンE、骨を強くするビタミンDが豊富です。

ここがすごい!

AGEの害から体を守ってくれる

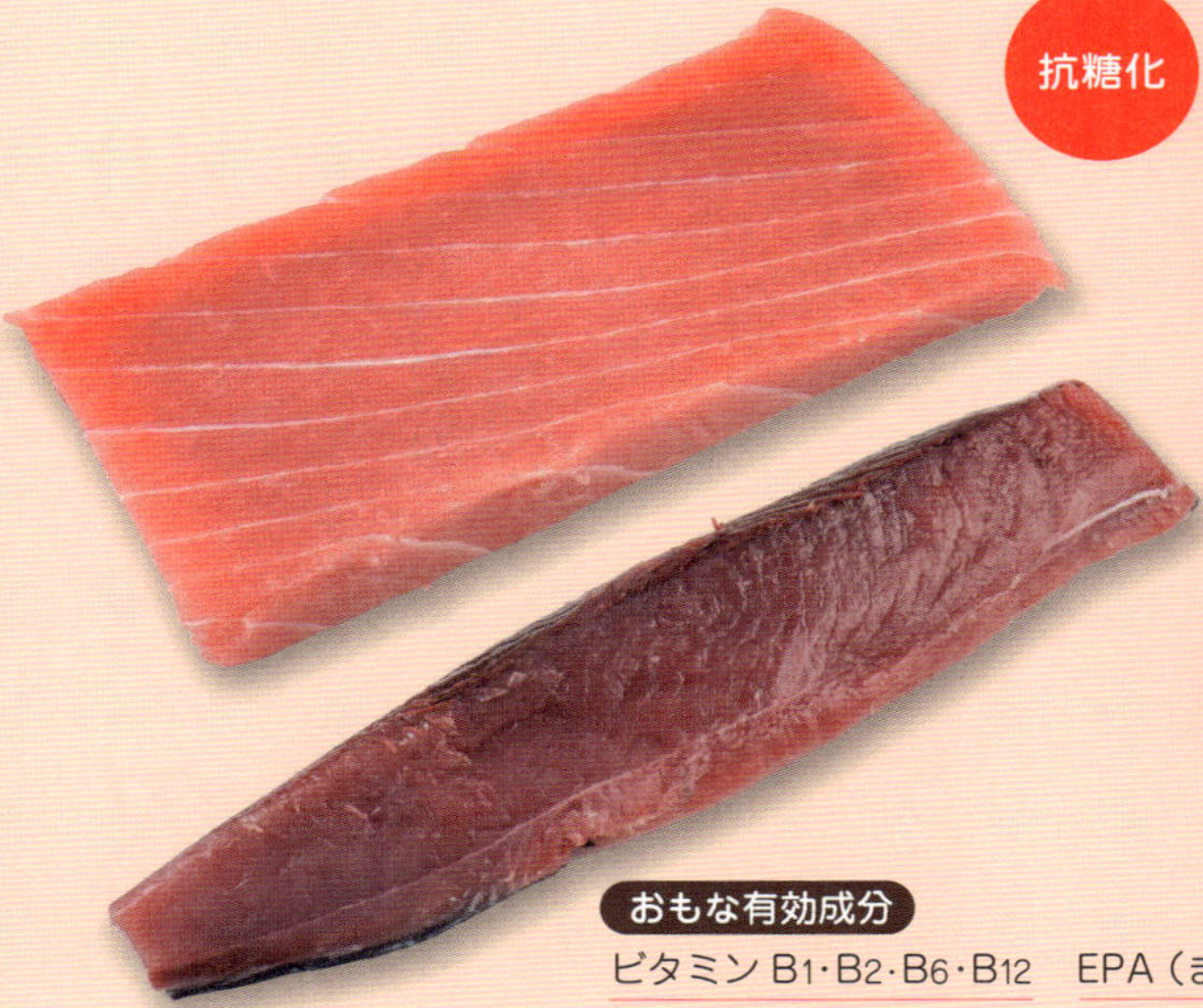

抗糖化　抗酸化　血液サラサラ　血管しなやか　貧血予防

おもな有効成分

ビタミンB1・B2・B6・B12	EPA（まぐろ）
カルノシン	メチオニン（まぐろ）
タウリン	ビタミンD（かつお）
鉄分	ビタミンE（かつお）

こう食べるのが大事！

　どちらも、なるべく生に近い状態で食べるのがおすすめです。刺身やたたきなどで食べましょう。また、血合いはタンパク質や鉄分、タウリンなどすべての栄養素が豊富な部位です。臭《にお》いや生臭みを上手に処理して、残さずにいただきましょう。

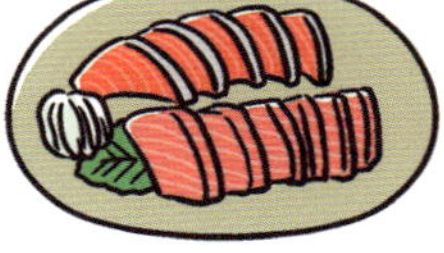

40歳以上に欠かせない成分

「さんまが出るとあんまが泣く」ということわざがあります。これは脂が乗って栄養価が高い秋のさんまが出回る頃は元気に過ごせる人が多いという意味。さんまをはじめ、あじ、いわし、さば、ぶりなど背中が青みがかっている魚をまとめて「青魚」と呼びます。これらの魚の脂にはＤＨＡ、ＥＰＡという成分が多く含まれています。

どちらも40歳を過ぎたらぜひとも積極的にとってほしい成分です。「オメガ3脂肪酸」と呼ばれ、脳や血管の老化を防いで血液をサラサラに保ち、動脈硬化やがんを予防する効果があります。脳を活性化し、認知症を予防するパワーを持つことも明らかになってきています。

頼りになるアンチエイジング成分は挙げればきりがありません。

美肌効果が高いビタミンＢ群や、丈夫な骨を作ってくれるカルシウムとビタミンＤがセットで含まれています。

ここがすごい!

認知症を防ぐ DHA、EPA

血液サラサラ

血行促進

血管しなやか

抗酸化

がん予防

美肌

骨粗鬆症予防

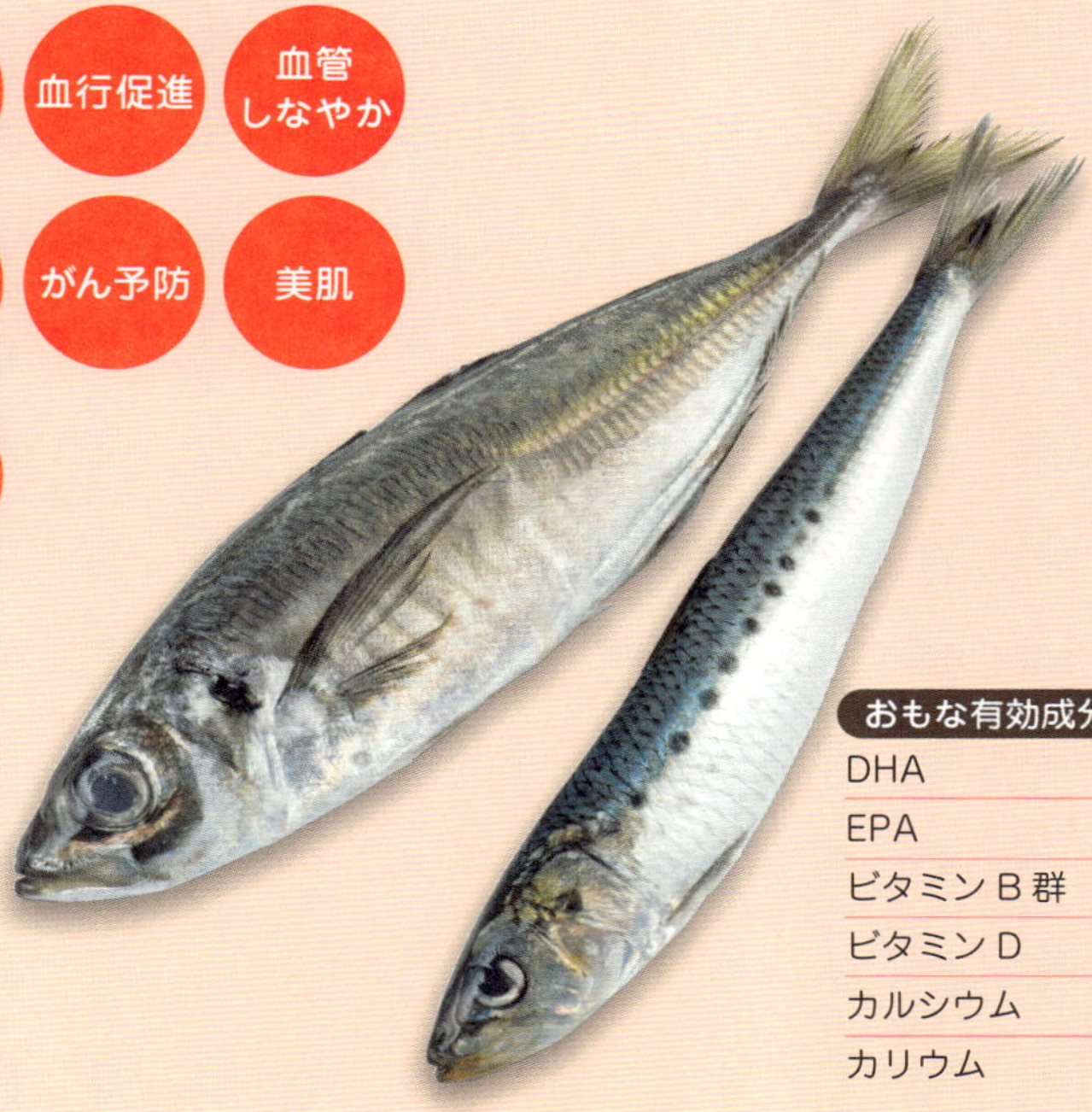

おもな有効成分

- DHA
- EPA
- ビタミンB群
- ビタミンD
- カルシウム
- カリウム

こう食べるのが大事!

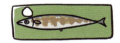

焼き魚などで脂を落としすぎるとDHAやEPAも失われてしまいます。刺身やたたきなど生の状態でいただきましょう。いわしの稚魚であるしらす干しやちりめんじゃこも、手軽にまるごと食べられておすすめです。

●最強の組み合わせ＝にんにく、にら、長ねぎ、玉ねぎ

わかめ・昆布 27

日本が誇る〝不老の薬〟

「玉藻《たまも》」として万葉集にも数多く登場する海藻。日本では縄文時代から食べられ、秦《しん》の始皇帝が「東の国に不老長寿の薬あり」と探しに行かせたのが昆布だったという言い伝えも残っています。

現在も日本の食卓に欠かせない海藻がわかめと昆布ですが、どちらもミネラルやビタミンなどの栄養素がたっぷり含まれています。体の酸化や糖化を防いで新陳代謝を活発にし、骨も丈夫にしてくれます。

どちらもぬめりがありますが、ぬめりの正体は食物線維。

なかでも多いのがアルギン酸という水溶性の食物繊維です。アルギン酸には食べ物の塩分を排出して血圧の上昇を抑える働きや、血液をサラサラにしてコレステロールを減らす働き、腸内細菌のバランスを整える働きもあります。水に溶けずに便のかさを増やす不溶性の食物繊維もたっぷり含まれているため、ダイエット効果もあります。

ここがすごい!

血圧を下げるアルギン酸パワー

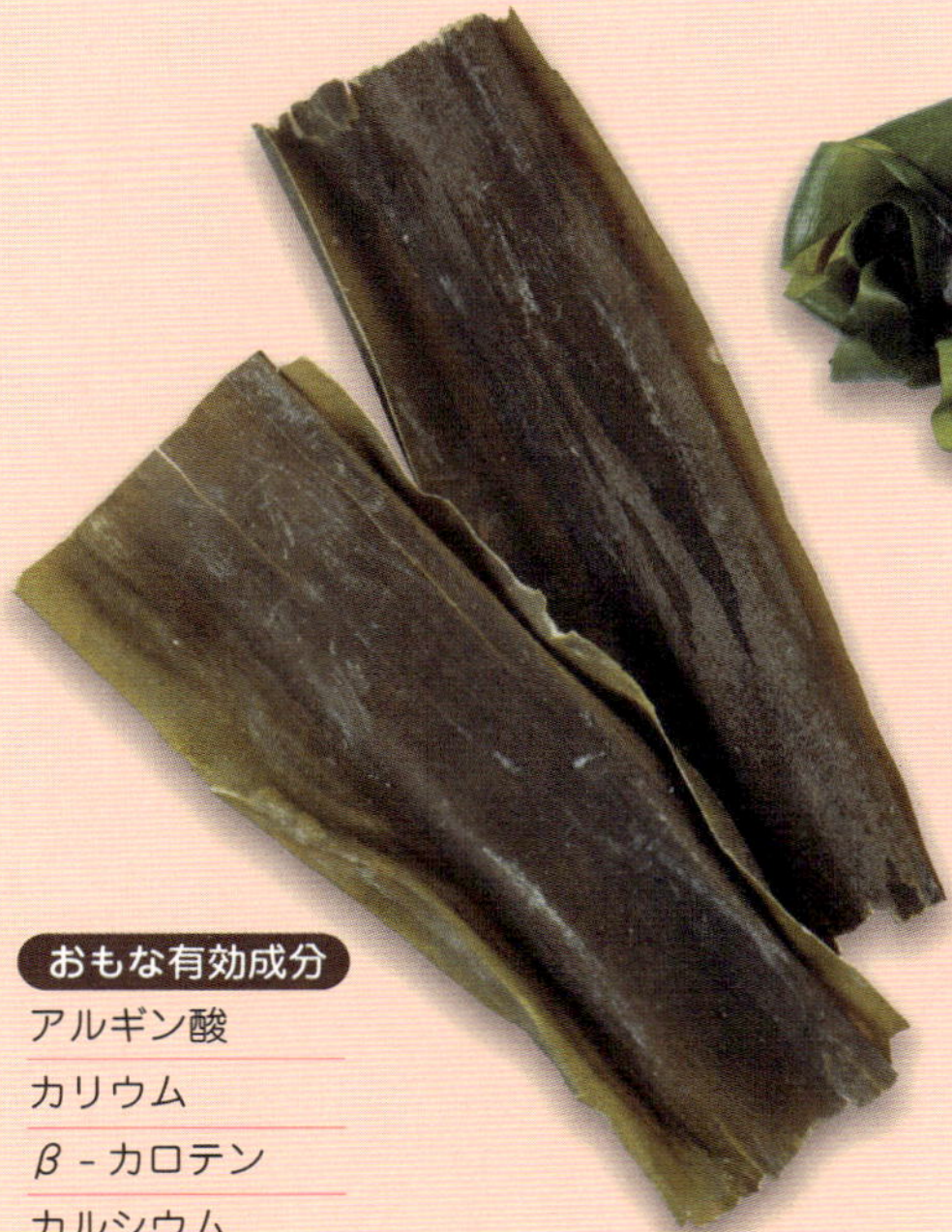

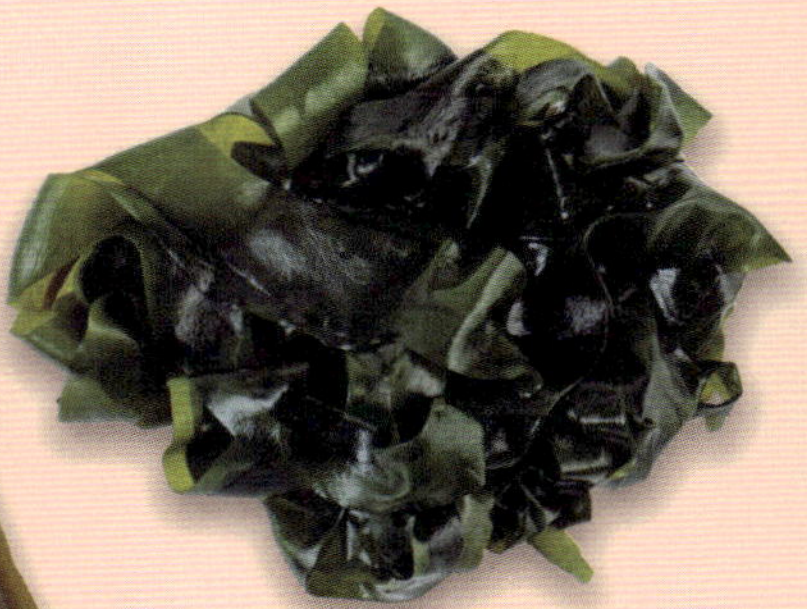

抗糖化

抗酸化

高血圧予防

血液サラサラ

便秘予防

おもな有効成分

- アルギン酸
- カリウム
- β-カロテン
- カルシウム

こう食べるのが大事!

だしをとるのに使われることが多い昆布ですが、より多くの栄養素をとるためにはまるごと食べるのがおすすめ。とろろ昆布、おやつ用昆布ならそのまま食べられて手軽です。わかめは生でも乾燥でも栄養価はほぼ同じ。味の好みや調理のしやすさで選びましょう。

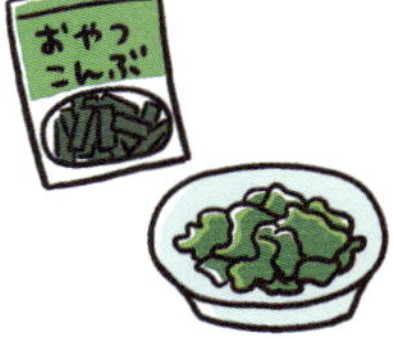

ピンク色は究極の抗酸化力の証

北極圏で生活し、新鮮な野菜をとらずに暮らすイヌイットの健康を保つ食材の一つともいわれる鮭。鮭には魚やアザラシの脂肪に多く含まれるDHAやEPAなどの不飽和脂肪酸がたっぷり含まれ、血液をサラサラして動脈疾患を防いでくれます。

「サーモンピンク」という色名もあるほど独特の色も鮭の特徴の一つ。このピンク色のもとはアスタキサンチンという天然色素で、ビタミンEの1000倍ともいわれる究極の抗酸化作用を持ち、悪玉コレステロールをできにくくする、がんを予防するなどの働きがあります。美肌効果も高く、化粧品などにも使われる成分です。

体の中にAGEがたまるのを防いでくれるビタミンB群、抗酸化力があり、「若返りのビタミン」とも呼ばれるビタミンEもたっぷり。また、体を作るもとになる必須アミノ酸がたっぷり含まれる良質なタンパク質も豊富です。

全身を若返らせてくれる食材なのです。

ここがすごい!

ビタミンEの1000倍の抗酸化力

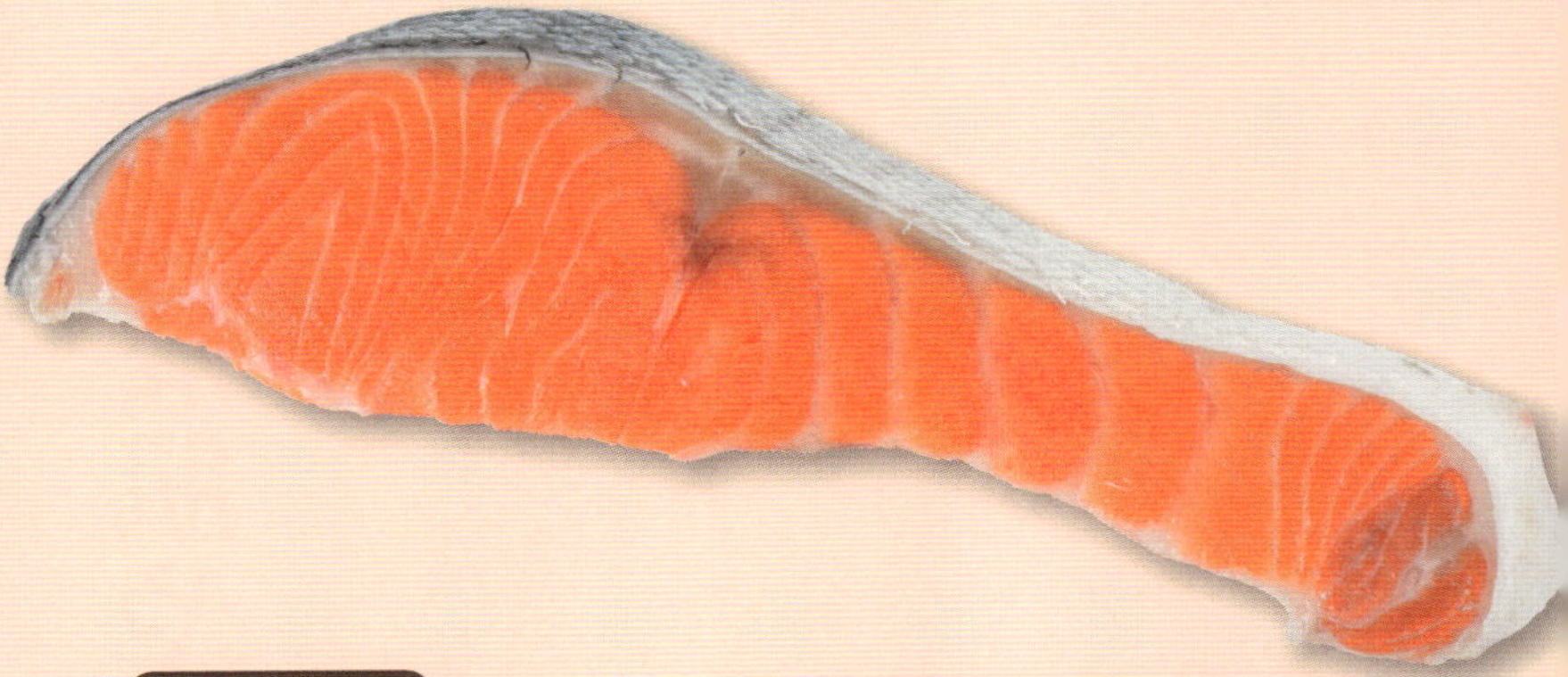

おもな有効成分

- アスタキサンチン
- DHA
- EPA
- ビタミンB群
- ビタミンD
- ビタミンE

抗糖化　抗酸化　がん予防　動脈硬化予防　血液サラサラ　美肌

こう食べるのが大事!

アスタキサンチンを多くとりたいなら、赤みが強いものを選びましょう。血液をサラサラにして動脈硬化を予防するDHAやEPAは、皮のすぐ下に集中しているので、取り除かず、皮ごといただくのがおすすめです。

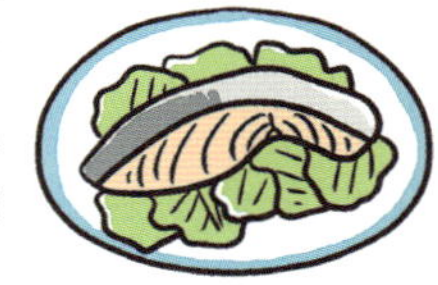

●最強の組み合わせ＝キャベツ

元気な肌や髪の土台を作る

あさりは美肌・美髪作りの名サポーターともいえます。美肌・美髪に直接関わる成分はあまり含まれていないものの、その土台作りをするビタミン、ミネラル類がふんだんに含まれているからです。

貧血を防いで栄養がすみずみまで届く環境を作る鉄分やビタミンB_{12}の量は貝類の中で最高です。肌・髪・爪などを健康に保ち、抗酸化酵素が作られるのを助ける亜鉛もたっぷり。野菜や果物類と組み合わせることで、肌のハリやツヤ、美髪を生み出す栄養バランスが完成します。

さらにうれしい点は余計な塩分を外に出してむくみを防いでくれるカリウムと、カリウムの働きを助けるマグネシウムの両方が含まれていることです。

うまみ成分であるタウリンにはコレステロール値を下げる、インスリンの分泌を促進する効果も期待でき、その含有量は春と秋のはじめに多くなるといわれています。

ここがすごい!

カリウムがむくみを予防する

おもな有効成分

- ビタミンB1、B2、B6、B12
- タウリン
- カルシウム
- マグネシウム
- 鉄分
- 亜鉛

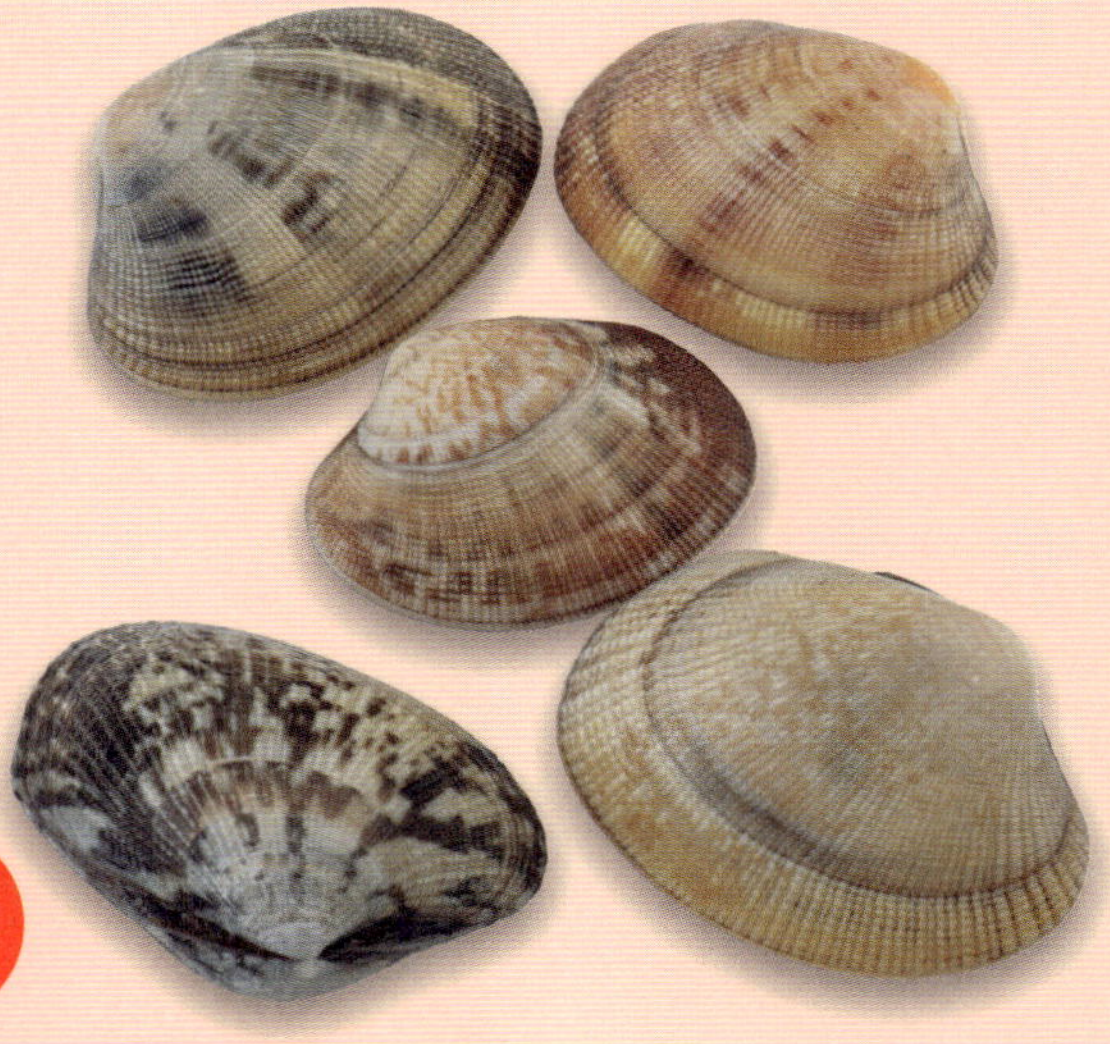

抗糖化　抗酸化　血液サラサラ　貧血予防　美肌

こう食べるのが大事!

みそ汁やスープ、パスタ、酒蒸し、和え物などさっと火を通すレシピがおすすめ。糖分が多い佃煮や、高温調理のかき揚げは避けて。ビタミンB群は水溶性なので、汁物の場合は汁も残さずいただきましょう。

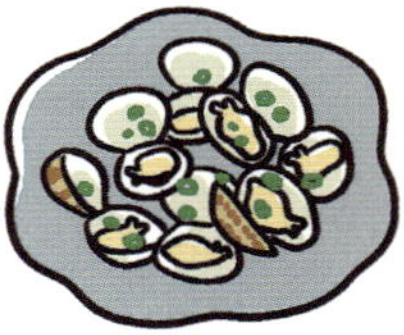

●**最強の組み合わせ＝レモン・キャベツ**

栄養が凝縮された「奇跡の食材」

栄養価が高いこと、カルシウムがたっぷり含まれることから「海のミルク」とも呼ばれる牡蠣。古くから人間の健康を支え、「卑弥呼や戦国時代の武将が好んで食べた」など逸話が残る、奇跡の食材です。

牡蠣には挙げればきりがないほどの栄養が1粒にギュッと凝縮しています。たっぷり含まれるビタミンB群は、抗糖化作用を持ち、AGEによる老化から体を守ってくれます。強い抗酸化作用を持つ「ビタミンACE」もすべて含んでいるのです。

骨粗鬆症を予防するカルシウムや貧血を予防する鉄分、余分な塩分を体外に排出して高血圧を防ぐカリウムなどのミネラルもたっぷり。

とくに、亜鉛の量は食品の中でもトップです。新陳代謝や免疫力を高めて活性酸素を除去するほか、美肌効果もあります。その量は2番手である豚レバーの2倍近くも。1日に3粒で十分なほどです。

ここがすごい!

糖化や酸化を防ぐあらゆる成分が!

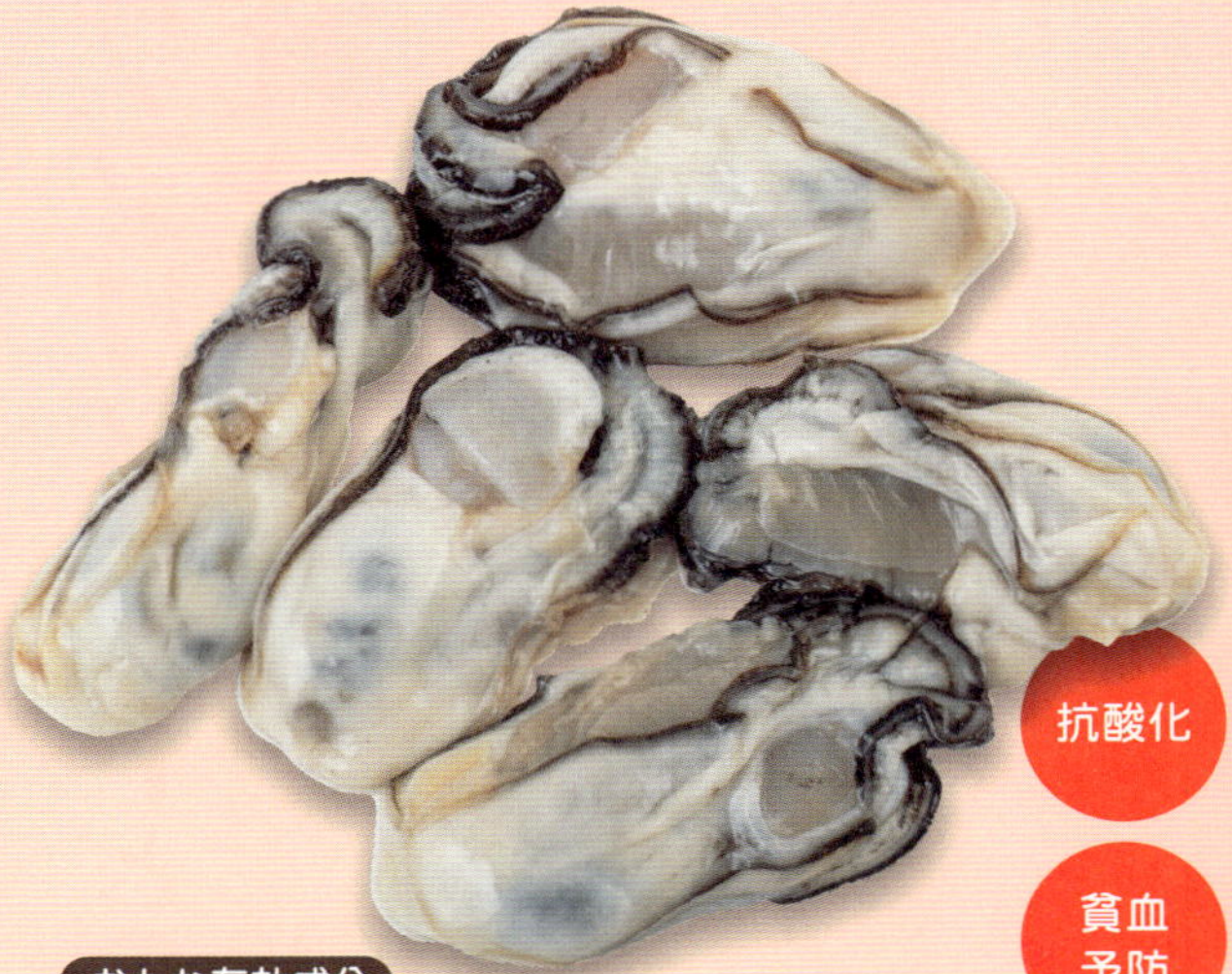

抗糖化
抗酸化
血液サラサラ
貧血予防
血管しなやか
骨粗鬆症予防
美肌

おもな有効成分

ビタミンA	カルシウム
ビタミンB1、B2、B6	鉄分
ビタミンC	カリウム
ビタミンE	亜鉛

こう食べるのが大事!

亜鉛は吸収されにくい栄養素ですが、ビタミンCやクエン酸が吸収を助けてくれます。緑黄色野菜や果物、酢などと一緒に食べるのがおすすめです。とくにビタミンCとクエン酸が両方含まれるレモンはぜひ添えて。

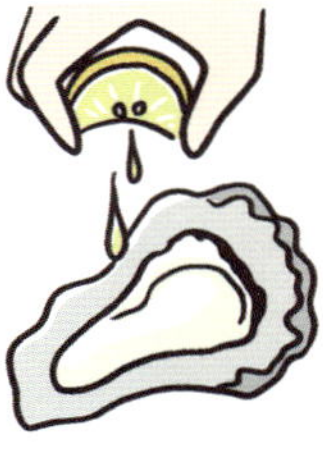

●最強の組み合わせ=レモン

サプリメントとの賢いつき合い方

体に効果的な成分を手軽に効率よくとれるサプリメント。有効成分の量や含まれる成分をしっかりチェックして選びましょう。

ビタミンB群

糖化を抑制し、AGEによる老化の害から体を守ってくれることが医学的にわかっているビタミンB_1やビタミンB_6をはじめ、さまざまな効果がある8種類のビタミンの総称。ビタミンB群はそれぞれが助け合って働く特徴があるため、サプリメントでまとめてとると効果的です。

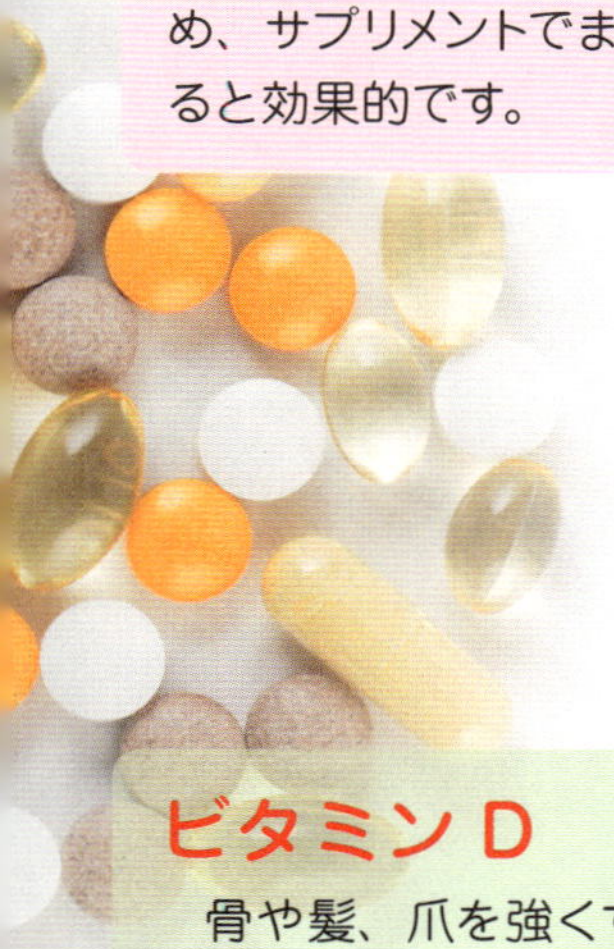

ビタミンC

強い抗酸化力で知られるビタミンC。水溶性のため、調理中の水洗いや加熱で流失しやすく、体内に取り入れてもどんどん排出されていきます。ストレスがたまったときや風邪をひいたとき、糖質をとったあと、目が疲れたときなどにも、ビタミンCは消費されます。一日数回、こまめに補給しましょう。

ビタミンD

骨や髪、爪を強くするビタミンD。免疫力アップや動脈硬化予防など、体に大切な働きがいっぱいです。紫外線を浴びるとビタミンDが作られますが、AGE対策・活性酸素対策という意味では日光浴は避けたいもの。サプリメントで賢く補給しましょう。

イチョウ葉

全身、とくに脳の血流を改善する効果がある成分。抗酸化作用も高く、欧米では医薬品として使われることもあります。イチョウの葉には毒性が高い成分も含まれているため、安全性にはとくに注意を。販売歴が長く安全基準が厳しい欧米のメーカー製を選ぶのも一つの手です。

ビタミンE

抗酸化作用や血行促進による美肌・美髪効果の高さから「若返りのビタミン」とも呼ばれるビタミンE。食事からもとりやすい成分ですが、ビタミンA、Cと一緒にとると相乗効果があります。料理に時間を割けないときや食材の組み合わせに悩む場合はサプリメントを活用しましょう。

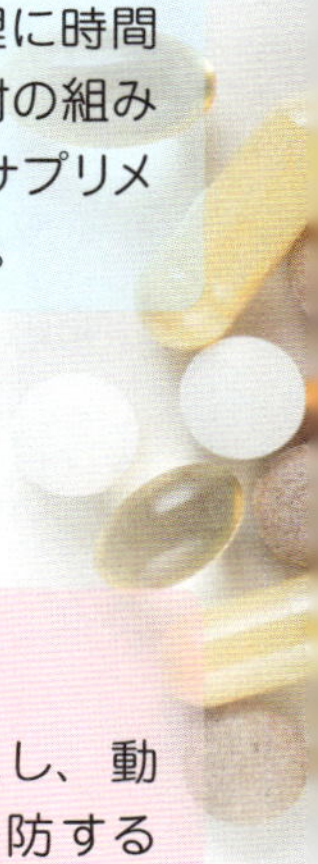

シナモン

食材の中でもトップクラスの抗糖化作用を誇り、AGE抑制効果もあるシナモン。血管を強くする働きや血行促進、美肌・美髪効果もあります。独特の香りがあるため、料理やお菓子に毎日のように使うのはなかなか難しいもの。サプリメントを使うと、毎日きちんととれます。

DHA & EPA

血液をサラサラにし、動脈硬化や認知症を予防するDHA & EPA。青魚や鮭に多く含まれますが、よく食べる人でも目標摂取量に届かないのが現実。サプリメントでしっかりと補いましょう。酸化しやすい成分なので、配合成分や製造過程、包装などで酸化防止策を講じているものが安心です。

column 2

見た目が老けていると、体の中も老けている!?

同じ年齢でも老けて見える人と若く見える人がいますね。見た目が老けている人は、体の中も老化しているのでしょうか？　実は答えは「イエス」です。見た目年齢を左右する肌や髪の老化は、体の内側の老化の現れだからです。

たるみやシワ、シミ、黄ぐすみなど、老けた印象を与える皮膚の変化は、どれも皮膚にAGEがたまっている証拠です。第１章でお話ししたように、AGEは肌だけでなく、全身のタンパク質に悪い影響を与えます。「見た目が老けているのに、体の内側だけは健康で若々しい」ということはあり得ないことなのです。

糖化が進んで血管の状態が悪くなると栄養が体のすみずみに行き渡らず、肌や髪はツヤやハリを失って顔色も悪くなります。また、骨や軟骨にAGEがたまると骨粗鬆症や関節の炎症などが起き、若々しい印象を与える美しい姿勢やさっそうとした動きも難しくなります。

見た目はあまり気にしない……という方もいるかもしれませんが、年齢より老けて見えるということは、動脈硬化や骨粗鬆症、アルツハイマー、白内障なども着々と進んでいると考えるのが自然でしょう。

3章

老けない人が知っている9のルール

何歳からでも人は若返る

老化物質ＡＧＥが全身のタンパク質にたまることはこれまでお話ししました。でも、たまったＡＧＥはタンパク質が新陳代謝で入れ替わるときに一緒に消えるのです。

たとえば、血液の中にあるタンパク質は数分～長くても数か月で入れ替わります。入れ替わった後で新たにＡＧＥをためなければ、血管がもろく硬くなることを阻止できるのです。血管の状態がよくなれば全身に栄養素がきちんと届くようになります。皮膚（表皮）は40～50日で総入れ替えされますから、シワやシミ、たるみも確実に減らすことができるのです。

これらの変化は、何歳からでも起こすことができます。ＡＧＥを抑える食生活を1～2週間続けるだけでも、何らかの変化は実感できると思います。

40歳から対策を始めても、数年後に30代のときよりも健康な体や美しい肌を手に入れることは、けっして夢ではないのです。

何度もお伝えしているように、体の糖化によるさまざまな害を防ぐには、毎日の小さな努力を積み重ねることが何よりも大切です。

食材の選び方や調理法についてはすでに詳しくご紹介しましたが、それ以外にも気をつけたいことや心がけたいこと、絶対にしてはいけないこと、習慣にしたいことがあります。

この章では、「適正な体重を維持する」「老化を加速させる行動をやめる」「本当に肌にいいスキンケアをする」「お酒やスイーツも賢く楽しむ」など、ぜひ実践していただきたい9つのルールをご紹介します。

「年だから仕方がない」などとあきらめる必要はないのです。

太った人は体の老化も進んでいる

太りすぎがさまざまな生活習慣病を引き起こすことは周知の事実です。老化に関してはどうでしょうか？ 40歳以上は体型を問わず年齢に比例して肌のＡＧＥが増えますが、39歳以下は、肥満度に比例して肌のＡＧＥが増えるというデータがあります。太った人は体の老化も進んでいることになりますね。

一方で、やせすぎもまたよくないのです。やせすぎで生じる不具合には貧血、甲状腺の機能低下、白血球の減少などがあります。こうなると気力や体力、免疫力が落ちるため、ほかの病気にもかかりやすくなります。

ダイエットは適正体重の範囲に留め、理想の体型は、筋トレなどの運動で体を引き締める方法で目指しましょう。なお、筋トレは糖化対策にも有効な習慣です。具体的な方法はあとで詳しくご紹介します。

年齢に応じた「健康体重」とは？

「BMI」という指標は、体重（kg）を身長（m）の二乗で割った数値で肥満度を測るものです。糖尿病専門医であり、AGEの研究者でもある私から見た判断基準をお伝えしましょう。

44歳以下では男性22、女性20が目標です。糖質を多くとりがちな年代ですから、日頃からゆるやかな糖質制限をしてこの数値をキープしましょう。

45歳〜64歳は男性22〜30、女性20〜25が目標。これは日常的な糖質制限なしでもキープできる数値です。超えた場合だけ糖質制限で調整してもよいでしょう。

65歳以上は男女とも30以下が目安。超えた場合は一日60g以内を目標に糖質制限をします。消費カロリーから考えて運動でやせるのはかなり難しいです。運動は「ずっと元気で動き回れる」体を目指すものと考え、軽い有酸素運動や筋トレ、ストレッチなどを習慣にしましょう。

糖質オフと〝若さ〟との関係

糖質制限をしながらＡＧＥ対策を同時に行う場合はどうしたらよいのでしょうか？　たとえば肉類は糖質は少ないけれどＡＧＥは多め、パンやごはんはその逆で糖質は高く、ＡＧＥは少なめです。

糖質制限では肉や魚の揚げ物はＯＫですが、ＡＧＥ対策ではＮＧ。糖質制限ではＮＧのフルーツも、ＡＧＥ対策としては適量食べるのが望ましい……。悩ましいですね。

私は、ダイエットの必要があれば、まずは糖質制限を優先して適正体重に整えることをおすすめします。前項でお話しした年齢別の適正体重を参考に、ダイエットの必要性を判断してください。

できれば少し意識して、ＡＧＥの少ない食材と調理法で食べましょう。

BMIが目標の値に近い方はAGE対策を優先したほうがいいでしょう。

糖質を極端に制限するより、AGEの少ない食べ物をいただきます。どちらの場合も、タンパク質とビタミン類を多めにとるよう心がけてください。

なお、病的な肥満でもないかぎり、糖質制限もAGE対策も、負担に感じない程度にゆるやかに行うことが大切です。というのも、過度のストレスを感じると、さまざまな体の不調を引き起こすだけでなく、血糖値を上げるホルモンも分泌されるからです。

つらい思いをしたうえに血糖値が上がり、結果的にAGEも増えてしまうのは本末転倒です。

このあと詳しくお話ししますが、お酒やスイーツも工夫しだいで楽しめますし、同じ食材でも食べ方しだいで糖化対策もダイエットもできます。

自分を追い込むようなやり方は避けてください。

適量のお酒はむしろおすすめ！

「酒は百薬の長」ということわざがありますが、適量のお酒はＡＧＥ対策にも有効です。アルコールには食後の血糖値を下げる働きがあるからです。

なぜでしょうか？　肝臓がアルコールを分解するのに忙しくなると、糖質を作り出す働きが一時的に停滞するからです。しかもアルコールには、ＡＧＥが生まれるのをブロックする働きもあります。

糖質の少ない焼酎やウィスキーなどの蒸留酒は安心です。アンチエイジング効果も考えるとワインがおすすめです。とくに白ワインにはやせる効果があります。ビールや日本酒などの醸造酒でも、「糖質ゼロ」のものならＯＫです。ぜひ楽しんでください。

スイーツだって食べていい！

お酒と並んで人生の楽しみといえるものがスイーツですね。とはいえ、それが老化につながるのは防ぎたいもの。できるだけ糖質が少なく、高温で加熱されていないものを選びましょう。

たとえばケーキなら、おいしそうな焼き色のついたタルトではなく、AGEが少ないクリームチーズを冷やし固めて作るレアチーズケーキや、フルーツのプリンがおすすめです。チョコレートなら糖分たっぷりのミルクチョコレートよりも高カカオタイプを、乳製品と糖分でできたアイスクリームよりも、AGEを強力に抑える新鮮なブルーベリーのシャーベットを……という考え方です。

次に詳しくお話ししますが、食べるタイミングにも気をつけましょう。

食べる順番はこんなに大事だった！

野菜や海藻に多く含まれる食物繊維は、ＡＧＥの害を防ぐという面においても注目されています。さらに、食べるタイミングに気をつけるとより効果的です。

食事のときは、**最初に野菜や海藻、次に肉や魚、最後に炭水化物**……という順で食べるようにしましょう。食物繊維を多く含む料理を食べてから少し時間をあけるようにすると、消化されつつある食物繊維が胃腸にたくさん存在していて、炭水化物の消化や分解のスピードを遅くします。

このことが**血糖値の急激な上昇を防ぎ、ＡＧＥの発生を抑えてくれる**のです。

なお、食物繊維はフルーツにも多く含まれていますが、糖質が高いものが多いです。食事の最初や空腹のときにはフルーツはとらないほうが賢明です。

間食はした方がいい！

「食事は1日3回、規則正しくとって間食はしない」という食生活は正しいと信じられていますが、実は血糖値を上げやすい食べ方です。

健常者が、同じ量の食事を1日3回に分けて食べた場合と、1時間ごとに食べた場合の血糖値を比較した研究があります。1時間ごとに少しずつ食べたほうが、血糖値が上がりにくいという結果でした。

血糖値を上げないほどAGEの害を防げます。

とくに糖質は少しずつ分けて食べてください。食事後すぐにデザートを食べるよりも、時間をあけて間食に近いタイミングでとるとよいでしょう。

また、1日のスタートに抗AGE効果のあるビタミンB群・Cなどの水溶性ビタミンをとりましょう。朝食を抜いて昼食を食べると、血糖値の急上昇にもつながりますので、野菜や卵、フルーツなどをしっかりいただきましょう。

抗AGEコスメを選ぼう

AGEによる表皮の黄ぐすみはスキンケアで改善できることはすでにお話ししましたが、具体的にはどうすればよいのでしょうか？ 実は、肌の汚れや古い皮脂を完全に落とし切り、抗AGEコスメでのケアを続ける。これだけです。

現在、AGE対策に有効とされている成分は、ブルーベリー（ビルベリー果実エキス）、イチョウの葉、セイヨウオオバコ種子、ブラックティーファーメント、カラギーナン、マロニエ、ドクダミ、セイヨウサンザシ、カルノシン、カテキン、ビタミンC、ピリドキサミンリン酸など。これらの成分は、分子量が小さいので、肌にきちんと浸透します。

「抗AGE」をはっきりとうたっている製品を選べば間違いありません。

ちなみに私のクリニックでも抗AGEマスクを開発しましたので、スペシャルケアの選択肢の一つに入れてみてください。

マッサージは美肌の自殺行為

もう一つ大切なことがあります。それは、肌を絶対にこすらない、動かさないことです。マッサージやエステでの施術は、むしろシワを増やしてしまうのです。額、眉間、目じりなどにシワができやすいのは、よく動かす場所だからです。マッサージなどで無理に表情筋を動かすと、シワができやすくなります。また、肌は老化すると硬くなって弾力性を失います。そんな肌を無理に動かすのは、わざわざ折りジワをつけるようなものなのです。

クレンジングや洗顔、化粧品を使った保湿のときの手や指の動きにも気をつけてください。どのアイテムも必要な量をきちんと使い、「手で肌に直接ふれない」ことを目指すくらいがちょうどいいのです。

タオルで拭くときもこすらないようにしましょう。

食べたら15分以内に歩く

食後すぐのウォーキングでも糖化の進行を抑えられます。

なぜでしょうか？

食事で糖質をとると15分以内に血糖値が上がりますが、このタイミングでウォーキングなどの運動をすれば、体は筋肉が取り込んだ血糖を、内部にため込まずにエネルギーとしてどんどん使ってくれるのです。

1回およそ20分、歩数にして2000歩ほどが目安。散歩しているほかの人を追い抜くくらいのスピードで歩きましょう。その場で足踏みするだけでも効果がありますから、室内で「ステッパー」などを利用してもOKです。

食べ終わったらすぐ始めることが重要です。朝食後にひと駅先まで歩いて出勤し、昼食後は少し遠回りしてオフィスへ。夕食後のTVは足踏みしながら……といった小さな積み重ねが老化を防ぐのです。

筋トレは週2回でいい

もう一つ習慣にしたいのが、筋力トレーニングです。**30歳を過ぎると足腰の筋肉は年に1%ずつ自然に失われてしまいます。**筋肉には血糖をためるタンクのような役割がありますので、筋肉が減ると、血糖があふれて血糖値を上げてしまいます。筋トレで筋肉のボリュームを増やすと、血糖値が下がり、AGEが作られるのを抑えることができます。

では、どのように鍛えると効果的なのでしょうか？　ポイントは、**胸やお腹、太ももなどの大きな筋肉を鍛えることです。**腕立て伏せ、腹筋運動、スクワットなど、自宅でできる簡単なもので十分です。15〜20回×3〜4セットほどで15分、疲れたと感じるまで行いましょう。

週2回でも2か月ほど続ければ、筋肉は大きくなります。

受動喫煙でも老化する

ＡＧＥには食べ物から体に入るものと、体の中で化学反応によって生まれるものとの２種類があります。

後者の化学反応の方に影響を及ぼすのが、活性酸素による「酸化ストレス」です。酸化ストレスが多いほどＡＧＥができやすくなります。

ＡＧＥから身を守るためには活性酸素を増やさない生活を心がけることも、とても大切なのです。

日常生活の中で活性酸素を増やしてしまう行動の代表が、喫煙と日焼けです。まずは喫煙についてお話ししましょう。「自分はタバコを吸わないから関係ない」と思った方もいるかもしれませんが、残念ながらそんなことはありません。「受動喫煙」でもＡＧＥが生まれるリスクがあります。

タバコが肺がんのリスクを高めることは知られていますが、それだけではありません。脳卒中や心筋梗塞、動脈硬化、高血圧、糖尿病、喘息、うつ病などさまざまな病気のリスクも高め、全身に悪影響を及ぼす最悪の習慣です。

吸っている人はすぐ禁煙を目指すべきです。

タバコを吸うと、体の中にはすぐに活性酸素が発生します。30分ほどでその活性酸素がタンパク質や糖質を攻撃しはじめ、ＡＧＥを生み出します。「食後の一服がたまらない」などという人がいますが、食事で糖質をとったタイミングで吸えば、さらに大量のＡＧＥが発生します。本来はタンパク質だけでは発生しないＡＧＥも、タバコの影響を受けた場合には発生してしまうのです。

受動喫煙という形でも同じ悪影響を受けます。たとえば喫煙ＯＫのお店で食事をし、食後に隣のテーブルの人がタバコを吸っていたら……？

自分の体にもＡＧＥが生まれてしまうのです。

紫外線でも人は老ける

次は日焼けについてお話ししましょう。

日焼けは紫外線が当たった肌が赤くなったり黒くなったりすることですが、これはコラーゲンなどにAGEができるためです。AGEは焦げた褐色の色を持っており、シミや黄ぐすみ」を作ってしまいます。さらに、紫外線のなかには、肌の奥の真皮まで届く波長を持つものもあり、それがコラーゲン線維をAGE化させてシワの原因となってしまうのです。

紫外線が肌に入ると、活性酸素が発生します。

この活性酸素が細胞を酸化させることも、シワやたるみの原因になります。

紫外線による肌の老化を「光老化」と呼びます。糖化と酸化のいわば「合わせワザ」で、シミ・シワ・たるみが増え、ハリや柔らかさが失われていきます。

紫外線対策は年中無休で

「紫外線がＡＧＥを大量に作り出す」という研究結果があります。

20代の女性の一例ですが、日光に当たる機会が多い顔と、機会が少ない腹部や胸などでは、真皮に含まれるＡＧＥの値に22倍以上もの差があったのです。

紫外線に関しては、とにかく体に入れないことが大切です。目に入ると白内障の原因にもなるといわれていますが、帽子をかぶるだけで約2割、紫外線カット効果のあるサングラスをかければ9割くらいは入る量を減らせます。

夏場は肌の露出をなるべく避け、しっかりと日焼け止めを塗りましょう。

紫外線カットは暑い夏だけでなく1年中、常に心がけましょう。

雨の日でも晴れた日の約3割、くもりの日には約6割の紫外線が地上に届いています。秋や冬でも量こそ減るものの、紫外線は降り注いでいるからです。

健康や美容の間違った情報

最後にお伝えしたいのが、世間にあふれる情報に惑わされず、正しい情報をもとに自分でしっかり考え、判断するということです。残念ながら、健康や美容に関する世間の情報には、医学的に正しくないものも数多くあるからです。

いくつか例を挙げましょう。

美肌成分としてサプリメントやドリンク、化粧品などに配合されている「コラーゲン」。肌に塗った場合は分子量が大きいため浸透することはなく、食べた場合もそのまま体内の組織になるわけではありません。体のすべてのタンパク質は、体内でアミノ酸によって作られます。つまり食べても塗っても美肌にはつながらないのです。最近ブームになった「ココナツオイル」も、発がん性が指摘されています。わざわざ大量に飲んだり塗ったりすることはおすすめできません。健康によいと評判の「ココア」は、実はコーヒーの100倍のAGEが含まれる飲み物。砂糖入りのマグカップ1杯で、「AGEのかたまり」といわれるフライドポテトに迫る量を含んでいます。

これらの食品をとるな、と言いたいのではありません。たとえばココアならポリフェノールや食物繊維、鉄分、ミネラルなど魅力的な成分も含まれていますし、あの味でリラックスできる人もいるでしょう。それらを総合的に判断して飲むことにするのであれば、別のことで抗AGE対策をすればいいのです。問題なのは「みんながいいと言っているから」という理由だけで飛びつき、意味がなかったり、むしろ逆効果だったりすることです。

ココアに限らず食品やサプリメントには、美容や健康に関してメリットもデメリットもあるのが普通のことです。どちらを優先するべきなのか、自分にとって何がベストなのかをしっかり見極める目を持ってほしいと思います。

若返りに成功した人の声

クリニックに通われている患者さんの中で、AGEの数値が改善したお二人をご紹介します。ちなみに血液中のAGEの正常値は **0.00915〜0.0431μg/mℓ** です。

近藤 真由美さん（女性 62歳） 主婦

魚料理を増やし、食べる順番を変えたら血液中のAGEが正常値に！

私は健康診断で糖尿病とはいわれたことがなかったのですが、牧田クリニックで検査した結果、食後の血糖値が急激に上がる「血糖値スパイク」という状態でした。空腹時の血糖値は正常値でしたが、食事をして60分、90分経つと200近くまで跳ね上がり、血液中のAGEもやはり正常値を超えた「0.0543μg/mℓ」でした。

とにかく食生活の改善から始めました。でんぷんを含めた炭水化物、甘いものを減らし、食品をバランスよくとることを心がけました。とくにタンパク質はお肉中心に偏っていたので、魚介類をできるだけ取り入れました。手軽に食べられる缶詰のツナ缶、鮭缶も利用しました。

サラダは毎食山盛りいっぱいとるようにし、市販のドレッシングを使わず、亜麻仁油、バルサミコ酢をかけ、きのこ類も多くとるようにしました。アルコールはワインを好んで飲むようにしました。

そしていちばん気をつけたのは、食べる順番です。血糖値の急激な上昇を防ぎ、AGEの発生を抑える食べ方（野菜→肉や魚→炭水化物の順）にし、夜は炭水化物を抜きました。

その結果、AGEの数値は「0.0268μg/mℓ」と正常値に下がり、おかげさまで血糖値の急激な上昇を防ぐことができています。また、疲れにくくなり、毎日元気に過ごせるようになりました。

AGEの数値変化
2014年9月1日……0.0543μg/mℓ
2015年2月19日……0.0274μg/mℓ
2015年8月26日……0.0268μg/mℓ

田中 美光さん(男性 60歳) 会社役員

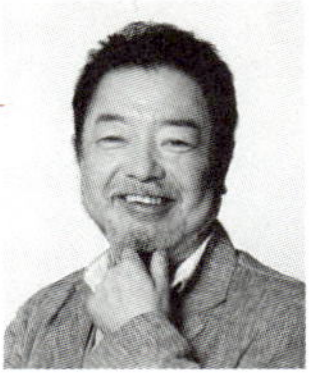

揚げ物やファストフードは一切やめ、野菜や海藻をたっぷりとる食生活に。

牧田先生との出会いは2015年5月のことでした。持病の糖尿病で何度も病院を変えても血糖値の数値がよくならず、悩んでいたところ、顧問先から「糖尿病のスーパードクターがいますよ」と紹介され、通うようになったのです。毎月、面談をしながら食生活を見直していくことで、血糖値も血圧の数値も驚くほど改善していきました。血液中のAGEの量も、最初は「0.0947μg/mℓ」だったのですが、4か月も経たないうちに正常値の0.0403μg/mℓになりました。

食生活でとくに気をつけたことは、揚げ物を口にしなくなり、お刺身やお寿司はもともと好きだったのですが、魚を加熱して食べる場合は蒸し物にして食べるようにしたことです。食材でいいますと、しょうが、にんにく、長ねぎ、ほうれん草、ブロッコリーなどの野菜、わかめや昆布などの海藻類をたっぷりとるようになりました。反対にAGEの含有量の多いファストフードは、クリニックに通うようになってから一切口にしなくなりました。

なんといってもうれしかったのが「飲酒をやめる必要はないですよ、適量のお酒はむしろおすすめ!」という、ほかの先生とはまったく違うご指導をいただいたことです。自然と酒量が減っていったのも功を奏したと思います。

今では長生きすることを目標に毎日を楽しく過ごしております。還暦を迎えてむしろ肌ツヤが若返ったとよくいわれるようになりました。

AGEの数値変化
2015年 6月25日……0.0947μg/mℓ
2015年 8月25日……0.1394μg/mℓ
2015年10月 7日……0.0403μg/mℓ

食事でのAGE計量の仕方

AGEの量は「KU」という単位で表しますが、1日の上限としたい食事でのAGEの量は7000KUです。朝ごはんを例に量ってみましょう。

下記はトースト、目玉焼き、焼きベーコン、コーヒーというよくある朝の献立です。AGEの量を計算すると、トースト32KU＋目玉焼き1237KU ＋焼きベーコン1万1000KU ＋コーヒー（砂糖入り）19KUで、1万2288KUです。たった1食で1日の上限の7000KUを大幅に超えます。このような朝ごはんをとり続けていると、体の中にAGEがたまり、老化がどんどん進んでしまいます。油で焼かない、こんがりと焼き色をつけないなど工夫をして今の食生活を見直してみましょう。

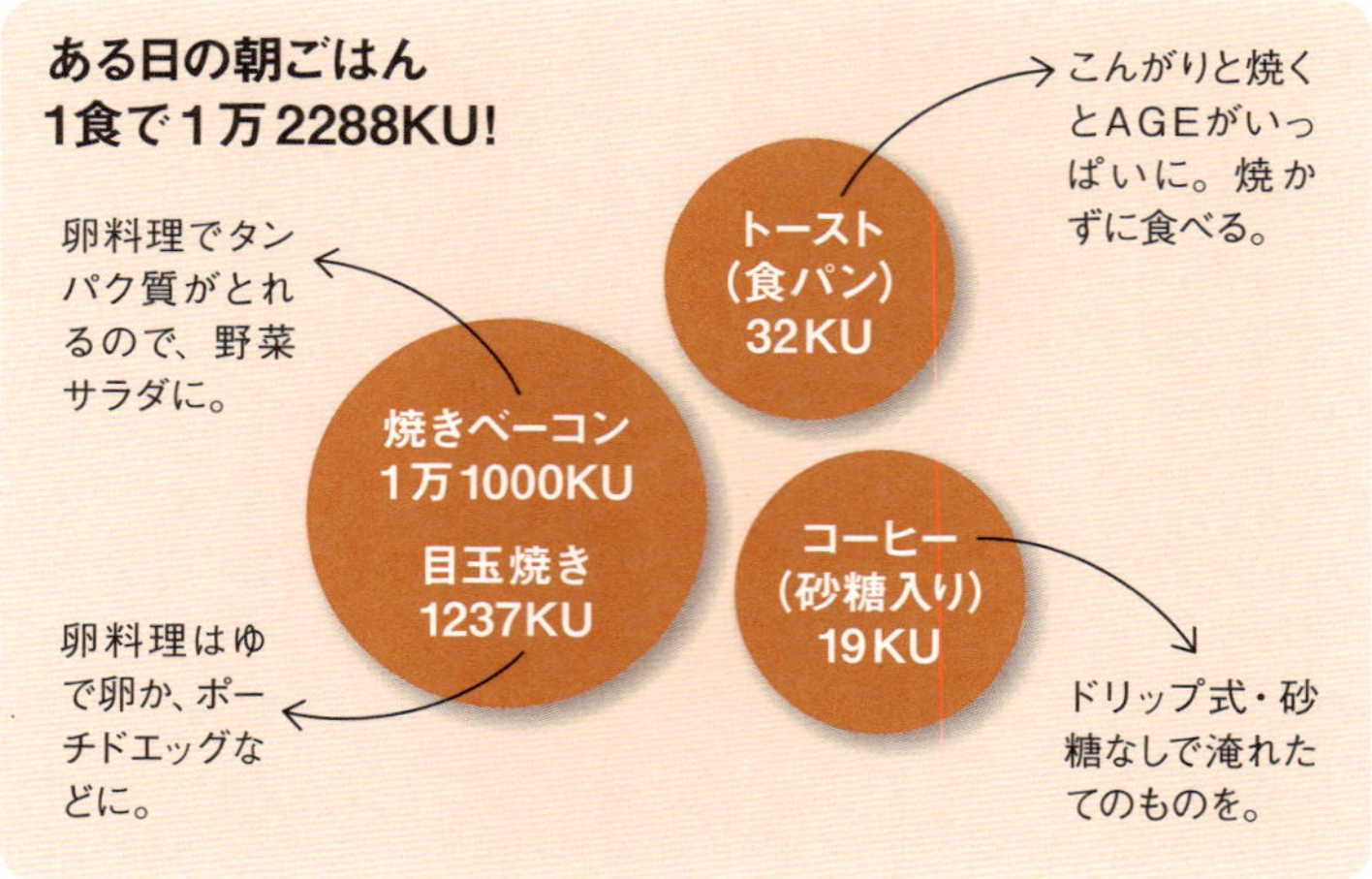

ある日の朝ごはん
1食で1万2288KU!
トースト（食パン）32KU
こんがりと焼くとAGEがいっぱいに。焼かずに食べる。
焼きベーコン 1万1000KU
目玉焼き 1237KU
卵料理でタンパク質がとれるので、野菜サラダに。
卵料理はゆで卵か、ポーチドエッグなどに。
コーヒー（砂糖入り）19KU
ドリップ式・砂糖なしで淹れたてのものを。

食品のAGE含有量リスト

食べるだけで大量のAGEを体内に取り込んでしまう食べ物について28ページでもお話ししました。

こちらでご紹介する食品のAGE含有量リストは、アメリカの「Journal of the American Dietetic Association」に2010年に発表されたものです。食品の重さは、1回あたりに食べる平均的な量で示しています。食品ごとにAGE含有量は大きな差があります。

その中から、AGE含有量のワースト5を挙げておきます。大好きな食べ物があるかもしれませんが、いつまでも若々しくありたいと思うなら、食べるのを控えたほうがよいでしょう。ここには載せていませんが、フライドポテトも悪玉AGEが含まれていますので、なるべく避けてください。

AGE含有量ワースト5

食品名	AGE含有量
フランクフルトソーセージ(5分焼く)	1万143KU／90g
ベーコン(焼く)	1万1000KU／13g
ビーフステーキ(オリーブオイルで焼く)	9052KU／90g
バーベキューチキン	1万6668KU／100g
鶏皮もも(焼く)	1万34KU／100g

食品のAGE含有量

このリストを参考にして、AGEの摂取量を減らしていきましょう。
同じ食材でも、調理方法によって数値が大きく変わります。
数値が高いほど「老ける」食材・食べ方ですので、ぜひ頭に入れておいてください。

	食品名	AGE含有量
高炭水化物食品	白米ごはん	9KU／100g
	食パン（中心部分）	7KU／30g
	食パン（中心部分をトースト）	25KU／30g
	食パン（耳の部分）	11KU／5g
	食パン（耳の部分をトースト）	36KU／5g
	パスタ（8分ゆでる）	112KU／30g
	ベーグル	32KU／30g
	ベーグル（トースト）	50KU／30g
	パンケーキ	679KU／30g
	ワッフル	861KU／30g
	コーンフレーク	70KU／30g
	じゃがいも（25分ゆでる）	17KU／100g
	フライドポテト（自家製）	694KU／100g
	フライドポテト（ファストフード）	1522KU／100g
	スイートポテト	72KU／100g
	コーンチップス	151KU／30g
	ポテトチップス	865KU／30g
	クッキー（手作り）	865KU／30g
	ポップコーン	40KU／30g
	砂糖（上白糖）	0KU／5g
鶏むね肉（皮なし）	生肉	692 KU／90g
	煮る（1時間）	1011 KU／90g
	焼く（15分）	5245 KU／90g
	揚げる（8分）	6651KU／90g
	電子レンジで加熱（5分）	1372 KU／90g
鶏むね肉（皮つき）	チキンカツ（25分揚げる）	8965KU／90g
	焼く（45分）	5418 KU／90g
	チキンナゲット	7764 KU／90g

	食品名	AGE含有量
豚肉	豚骨つきロース肉(7分焼く)	4277KU ／ 90g
	ポークロースト	3190KU ／ 90g
牛肉・ひき肉・肉加工品	ビーフハンバーガーパテ(6分揚げる)	2375 KU ／ 90g
	ビーフハンバーガー(ファストフード)	4876 KU ／ 90g
	ローストビーフ	5464KU ／ 90g
	フランクフルトソーセージ(牛肉／7分ゆでる)	6736 KU ／ 90g
	ソーセージ(豚肉／電子レンジで1分加熱)	5349KU ／ 90g
	ベーコン(豚肉／電子レンジで3分加熱)	1173 KU ／ 13g
	ハム(豚肉)	2114KU ／ 90g
魚介	鮭(生)	502 KU ／ 90g
	鮭(10分揚げる)	1348 KU ／ 90g
	スモークサーモン	515 KU ／ 90g
	まぐろ(生)	705KU ／ 90g
	まぐろ(25分焼く)	827KU ／ 90g
	まぐろ(しょうゆに漬けて10分焼く)	4602 KU ／ 90g
	まぐろ(オイル缶詰)	1566 KU ／ 90g
	えび(マリネ)	903 KU ／ 90g
	えび(マリネしてバーベキュー)	1880 KU ／ 90g
野菜	ブロッコリー(ゆでる)	226KU ／ 100g
	にんじん(生)	10KU ／ 100g
	玉ねぎ(生)	36KU ／ 100g
	トマト(生)	23KU ／ 100g
	しょうが(生)	49 KU ／ 10g
果物・ナッツ類ほか	アボカド	473KU ／ 30g
	バナナ(生)	9KU ／ 100g
	メロン(生)	20KU ／ 100g
	りんご(生)	13KU ／ 100g
	りんご(焼く)	45KU ／ 100g
	レーズン(乾燥)	36KU ／ 30g
	いちじく(乾燥)	799KU ／ 30g
	オリーブ	501KU ／ 30g
	アーモンド(ロースト)	1995KU ／ 30g
	カシューナッツ(ロースト)	2942KU ／ 30g

	食品名	AGE含有量
卵	卵黄(10分ゆでる)	182KU ／ 15g
	卵黄(12分ゆでる)	279KU ／ 15g
	卵白(10分ゆでる)	13KU ／ 30g
	卵白(12分ゆでる)	17 KU ／ 30g
	卵(目玉焼き)	1237 KU ／ 45g
	オムレツ(オリーブオイルで焼く)	101 KU ／ 30g
	スクランブルエッグ(オリーブオイルで焼く)	73 KU ／ 30g
	ポーチドエッグ(5分ゆでる)	27 KU ／ 30g
豆腐	豆腐(生)	709 KU ／ 90g
	豆腐(ゆでる)	565 KU ／ 90g
	豆腐(油で炒める)	3447 KU ／ 90g
乳製品	牛乳	12KU ／ 250mℓ
	牛乳(無脂肪)	1KU ／ 250mℓ
	牛乳(無脂肪・電子レンジで3分加熱)	86KU ／ 250mℓ
	母乳	2KU ／ 30mℓ
	バター	1324KU ／ 5g
	マーガリン(植物油)	876KU ／ 5g
	ヨーグルト	10KU ／ 250mℓ
	バニラアイスクリーム	88KU ／ 250mℓ
	アメリカ製プロセスチーズ	2603KU ／ 30g
	アメリカ製プロセスチーズ(低脂肪)	1425KU ／ 30g
	ブリーチーズ	1679KU ／ 30g
	カッテージチーズ	1744KU ／ 120g
	クリームチーズ	3265KU ／ 30g
	チェダーチーズ	1657KU ／ 30g
	フェタチーズ	2527KU ／ 30g
	モッツァレラチーズ	503KU ／ 30g
	パルメザンチーズ	2535KU ／ 15g
	スイス製プロセスチーズ	1341KU ／ 30g
惣菜	イタリアンパスタサラダ	935KU ／ 100g
	マカロニとチーズ(焼く)	4070KU ／ 100g
	ピザ	6825KU ／ 100g
	チーズサンドイッチ(焼く)	4333KU ／ 100g

	食品名	AGE含有量
スープ	ビーフブイヨン	1KU ／ 250㎖
	チキンブイヨン	3KU ／ 250㎖
	野菜スープ	3KU ／ 250㎖
調味料	トマトケチャップ	2KU ／ 15㎖
	マスタード	0KU ／ 15㎖
	しょうゆ	9KU ／ 15㎖
	酢	6KU ／ 15㎖
	バルサミコ酢	5KU ／ 15㎖
	白ワインビネガー	6KU ／ 15㎖
	マヨネーズ	470KU ／ 5g
	マヨネーズ（低脂肪）	110KU ／ 5g
	エクストラバージンオリーブオイル	502KU ／ 5㎖
	ごま油	1084KU ／ 5㎖
	キャノーラ油／菜種油	451KU ／ 5㎖
	ピーナッツバター	2255KU ／ 30g
	フレンチドレッシング（ライトタイプ）	0KU ／ 15㎖
	イタリアンドレッシング（ライトタイプ）	0KU ／ 15㎖
	シーザーサラダ用ドレッシング	111KU ／ 15㎖
	サウザンアイランドドレッシング	28KU ／ 15㎖
飲料・酒	ココア（砂糖入り）	656KU ／ 250㎖
	ココア（砂糖なし）	511KU ／ 250㎖
	りんごジュース	5KU ／ 250㎖
	オレンジジュース（瓶詰め）	14KU ／ 250㎖
	野菜ジュース	5KU ／ 250㎖
	コーヒー（1時間保温）	34KU ／ 250㎖
	コーヒー（インスタント）	12KU ／ 250㎖
	コーヒー（ドリップ式）	4KU ／ 250㎖
	コーヒー（ミルク入り）	17KU ／ 250㎖
	コーヒー（砂糖入り）	19KU ／ 250㎖
	コーラ	16KU ／ 250㎖
	コーラ（砂糖なし）	3KU ／ 250㎖
	紅茶	5KU ／ 250㎖
	ワイン	28KU ／ 250㎖

あとがき

最後まで私の話にお付き合いいただきましてありがとうございました。
私自身もＡＧＥをためない生活を常に心がけております。

具体的には、
・肉は焼き肉ではなく、しゃぶしゃぶを選択する
・ご飯を食べすぎないようにし、野菜をたっぷりと食べる
・油はエキストラバージンオリーブオイルを使う
・毎日、やせる効果のある白ワインを楽しむ
・抗ＡＧＥ作用のあるビタミンB群、ビタミンC、ビタミンEなどのサプリメントを毎日とる
・紫外線の影響でＡＧＥができるのをを防ぐため、雨の日もＵＶカットの乳液を欠かさずつける

・私が作ったＡＧＥ牧田マスクをつけて肌のシワやシミ、たるみを防ぐ

これらの日々の努力のおかげで、患者さんたちからは「先生のお肌は、ツルツルしていてきれいですね」とほめられて喜んでいます。

ですから「年をとっているから仕方がない」とあきらめないでください。まずは、みなさんも今までの食生活や生活習慣を見直すことから始めてください。

もし、ＡＧＥを増やすような生活をしていましたら、この本を活用しながら、できることから少しずつ改善していきましょう。

抗ＡＧＥ生活を心がけるだけで、見た目が若返るのはもちろんのこと、イマイチだった体調も少しずつよくなるかと思います。

いつまでも美しく元気で長生きできますように、心から祈っております。

牧田善二

著者紹介

牧田善二（まきた・ぜんじ）

糖尿病専門医。北海道大学医学部卒業。ニューヨークのロックフェラー大学医生化学講座などで、糖尿病合併症の原因として注目されているAGEの研究を約5年間行う。北海道大学医学部講師、久留米大学医学部教授を経て、2003年に、糖尿病などの生活習慣病、肥満治療のための「AGE牧田クリニック」を東京・銀座で開業。延べ10万人以上の患者を診ている。『ラクして、おいしすぎ！糖質オフのかんたん！やせるレシピ』『ぜんぶレンチン！糖質オフのやせる作りおき』（以上新星出版社）、『日本人の9割が誤解している糖質制限』（ベスト新書）、『糖尿病専門医にまかせなさい』（文春文庫）、『老けたくないなら「AGE」を減らしなさい』（ソフトバンク新書）など著書・監修書多数。

AGE牧田クリニック http://www.ageclinic.com

本書の内容に関するお問い合わせは、**書名、発行年月日、該当ページを明記**の上、書面、FAX、お問い合わせフォームにて、当社編集部宛にお送りください。**電話によるお問い合わせはお受けしておりません。**また、本書の範囲を超えるご質問等にもお答えできませんので、あらかじめご了承ください。

FAX：03－3831－0902

お問い合わせフォーム：http://www.shin-sei.co.jp/np/contact-form3.html

老けない人はこれを食べている

2017年9月25日　初版発行
2018年10月25日　第12刷発行

著者　牧田善二
発行者　富永靖弘
印刷所　株式会社高山

発行所　東京都台東区台東2丁目24　株式会社 新星出版社
〒110-0016 ☎03（3831）0743

ISBN978-4-405-09344-7